Atlas de Laringologia

Thieme Revinter

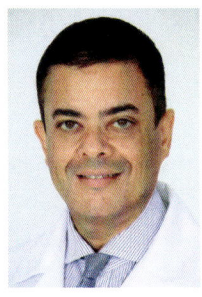

Rogério A. Dedivitis

Professor Livre-Docente do Departamento de Cirurgia da Faculdade de Medicina da Universidade de São Paulo (FMUSP)
Assistente e Supervisor do Grupo de Tumores de Laringe e Hipofaringe no Hospital das Clínicas da FMUSP
Chefe dos Serviços de Cirurgia de Cabeça e Pescoço da Irmandade da Santa Casa da Misericórdia de Santos e do Hospital Ana Costa – Santos, SP
Professor Titular do Departamento de Cirurgia da Faculdade de Ciências Médicas de Santos do Centro Universitário Lusíada (UNILUS)
Professor Responsável pela Disciplina de Iniciação Científica e pela Disciplina de Otorrinolaringologia e Cirurgia de Cabeça e Pescoço da Universidade Metropolitana de Santos (UNIMES)
Past Presidente da Sociedade Brasileira de Cirurgia de Cabeça e Pescoço (SBCCP) e da Federação Latino-Americana das Sociedades de Cirurgia de Cabeça e Pescoço

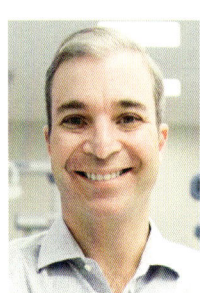

Leonardo Haddad

Professor Adjunto do Departamento de Otorrino e Cirurgia de Cabeça e Pescoço da Escola Paulista de Medicina da Universidade Federal de São Paulo (UNIFESP)
Chefe do Setor de Laringologia e Voz da UNIFESP

Atlas de Laringologia

Rogério A. Dedivitis
Leonardo Haddad

Thieme
Rio de Janeiro • Stuttgart • New York • Delhi

**Dados Internacionais de
Catalogação na Publicação (CIP)**

D299a

Dedivitis, Rogério A.

Atlas de Laringologia/Rogério A. Dedivitis & Leonardo Haddad – 1. Ed. – Rio de Janeiro – RJ: Thieme Revinter Publicações, 2019.

80 p.: il; 21 x 28 cm.
Inclui Índice Remissivo e Bibliografia.
ISBN 978-85-5465-194-7
eISBN 978-85-5465-201-2

1. Laringologia. 2. Lesões. 3. Diagnóstico. 4. Tratamento. 5. Epidemiologia. I. Haddad, Leonardo. II. Título.

CDD: 611.2
CDU: 611.22

Contato com o autor:
ROGÉRIO A. DEDIVITIS
dedivitis.hms@uol.com.br

Nota: O conhecimento médico está em constante evolução. À medida que a pesquisa e a experiência clínica ampliam o nosso saber, pode ser necessário alterar os métodos de tratamento e medicação. Os autores e editores deste material consultaram fontes tidas como confiáveis, a fim de fornecer informações completas e de acordo com os padrões aceitos no momento da publicação. No entanto, em vista da possibilidade de erro humano por parte dos autores, dos editores ou da casa editorial que traz à luz este trabalho, ou ainda de alterações no conhecimento médico, nem os autores, nem os editores, nem a casa editorial, nem qualquer outra parte que se tenha envolvido na elaboração deste material garantem que as informações aqui contidas sejam totalmente precisas ou completas; tampouco se responsabilizam por quaisquer erros ou omissões ou pelos resultados obtidos em consequência do uso de tais informações. É aconselhável que os leitores confirmem em outras fontes as informações aqui contidas. Sugere-se, por exemplo, que verifiquem a bula de cada medicamento que pretendam administrar, a fim de certificar-se de que as informações contidas nesta publicação são precisas e de que não houve mudanças na dose recomendada ou nas contraindicações. Esta recomendação é especialmente importante no caso de medicamentos novos ou pouco utilizados. Alguns dos nomes de produtos, patentes e design a que nos referimos neste livro são, na verdade, marcas registradas ou nomes protegidos pela legislação referente à propriedade intelectual, ainda que nem sempre o texto faça menção específica a esse fato. Portanto, a ocorrência de um nome sem a designação de sua propriedade não deve ser interpretada como uma indicação, por parte da editora, de que ele se encontra em domínio público.

© 2019 Thieme
Todos os direitos reservados.
Rua do Matoso, 170, Tijuca
20270-135, Rio de Janeiro – RJ, Brasil
http://www.ThiemeRevinter.com.br

Thieme Medical Publishers
http://www.thieme.com

Capa: Thieme Revinter Publicações Ltda.
Ilustração da capa: © Adobe Stock/Nerthuz

Impresso no Brasil por BMF Gráfica e Editora Ltda.
5 4 3 2 1
ISBN 978-85-5465-194-7

Também disponível como eBook:
eISBN 978-85-5465-201-2

Todos os direitos reservados. Nenhuma parte desta publicação poderá ser reproduzida ou transmitida por nenhum meio, impresso, eletrônico ou mecânico, incluindo fotocópia, gravação ou qualquer outro tipo de sistema de armazenamento e transmissão de informação, sem prévia autorização por escrito.

DEDICATÓRIA

Aos nossos pacientes, a grande razão de tudo.
Aos alunos, residentes e estagiários que, em nosso cotidiano, representam inspiração e constante desafio a buscar crescer.

Rogério A. Dedivitis

Aos meus avós, Hugo e Yolanda, e a meu pai, Carlos Haddad (*in memorian*), saudades e gratidão eternas.

Leonardo Haddad

AGRADECIMENTOS

Ao estimado amigo e colega, Leonardo Haddad, agora parceiro na elaboração desta obra.

Rogério A. Dedivitis

Ao dedicado e talentoso amigo Rogério Dedivitis. Foi um prazer imenso participar da autoria dessa obra ao lado daquele que sempre foi motivo de inspiração.

Leonardo Haddad

INTRODUÇÃO

Em 1855, o tenor espanhol García descreveu a visibilização das próprias pregas vocais em fonação musical, por meio de uma composição de espelhos. Desde então, avanços na tecnologia proporcionaram uma verificação de todo o trato vocal e, como consequência, melhor compreensão da fisiologia da emissão vocal, permitindo avaliar detalhadamente morfologia e função.

A telelaringoscopia (por telescópio ou óptica rígida) e a fibroscopia (por meio de fibras ópticas) são essenciais na avaliação tanto da laringe normal quanto da patológica. Não são métodos complementares. Na verdade, fazem parte integrante do exame físico do paciente e devem estar integrados na prática do especialista otorrinolaringologista e cirurgião de cabeça e pescoço.

O andar glótico é analisado com maior riqueza de detalhes por meio da telelaringoscopia. Por outro lado, a fibroscopia proporciona uma avaliação mais fisiológica, sem tração da língua nem uso de anestesia tópica para diminuição da hiper-reflexia. Assim, é essencial, por exemplo, na avaliação das manifestações laríngeas das doenças neurológicas. Já lesões supraglóticas volumosas podem ocultar o andar glótico. A fibroscopia ou mesmo a laringoscopia de suspensão, sob anestesia geral, podem estar indicadas. De fato, a avaliação da região infraglótica é mais bem realizada com o fibroscópio, que pode ultrapassar lesão vegetante de supraglote ou de glote. Deste modo, no estadiamento do câncer, a associação dos dois métodos proporciona uma avaliação mais completa.

SUMÁRIO

PARTE I
LARINGE NORMAL

1 LARINGOSCOPIA NORMAL 3
    A Laringe 3
    Estruturas da Laringe 3
    Vestíbulo Laríngeo 4
    Pregas Vestibulares 4
    Ventrículo Laríngeo 4
    Pregas Vocais 4
    Mucosa da Laringe 5
    Córion 6
    Laringe Pediátrica 6

PARTE II
LARINGE PATOLÓGICA

2 LARINGITE AGUDA 11

3 LARINGITES CRÔNICAS E DOENÇAS GRANULOMATOSAS 13
    Laringites Crônicas 13

4 DOENÇA DO REFLUXO LARINGOFARÍNGEO 17
    Definição 17
    Diagnóstico Clínico 17
    Tratamento 18

5 LESÕES INFLAMATÓRIAS LARÍNGEAS 19
    Nódulos 19
    Pólipos 19
    Cistos de Retenção 19
    Edema de Reinke 19
    Granulomas 26
    Fibrose 26

6 LESÕES ESTRUTURAIS MÍNIMAS 29
    Cisto Epidérmico 29
    Sulco Vocal e Sulco *Vergeture* 29
    Ponte Mucosa 30
    Microdiafragma Laríngeo 30
    Alterações Vasculares 30

7 TRAUMA LARÍNGEO 33
Classificação 33
Epidemiologia 33
Tratamento 34

8 PAPILOMA 35
Definição 35
Epidemiologia 35
Tratamento 35

9 LEUCOPLASIA 37
Definição 37
Epidemiologia 37

10 CÂNCER 39
Epidemiologia 39
Diagnóstico Clínico 39
Classificação TNM 39
Supraglote 39
Glote 40
Infraglote 40
Tratamento 44
Outras Topografias 45
Tumores raros 45

11 DOENÇAS NEUROLÓGICAS E PARALISIAS 49
Doenças Neurológicas 49
Paralisia Vocal Unilateral 49
Paralisia Bilateral 50

12 ESTENOSES 53
Definição 53
Epidemiologia 53
Tratamento 53

13 MISCELÂNEA – DOENÇAS RARAS 55
Laringomalacia 55
Laringocele 55
Amiloidose Laríngea 55

PARTE III
MICROLARINGOSCOPIA

14 TÉCNICAS E INSTRUMENTAL DE CIRURGIA ENDOLARÍNGEA 59
Técnicas 59
Conduta Pré-Procedimento 59
Descrição da Técnica 59

BIBLIOGRAFIA 63

ÍNDICE REMISSIVO 65

Parte I Laringe Normal

LARINGOSCOPIA NORMAL

A LARINGE

A laringe, ou órgão da voz, é a parte do conduto aéreo que comunica a faringe com a traqueia. Forma a parte caudal da parede ventral da faringe. É ampla e de formato triangular, cranialmente, e estreita e cilíndrica caudalmente. Apresenta as funções respiratória, esfincteriana e fonatória. Compõe-se de três cartilagens ímpares (epiglote, tireoide e cricoide) e três pares (aritenoides, corniculadas e cuneiformes).

Observada internamente, a laringe é larga nas partes cranial (supraglote) e caudal (infraglote) e estreita no andar glótico. A região supraglótica é conhecida como vestíbulo laríngeo, tendo formato oval, maior no sentido ventrodorsal.

A cavidade da laringe inicia-se no ádito laríngeo, que corresponde à abertura cranial do órgão. Seus limites são:

- *Ventral:* a epiglote
- *Dorsal:* ápices das cartilagens aritenóideas e das corniculadas e espaço interaritenóideo (comissura posterior)
- *Lateralmente:* pregas ariepiglóticas. As pregas ariepiglóticas estabelecem o limite com a prega vestibular, que pertence à endolaringe e à parede medial do recesso piriforme (Fig. 1-1).

ESTRUTURAS DA LARINGE
Cartilagens
Epiglote

A epiglote é uma fina lâmina de cartilagem elástica, com formato de folha. Localiza-se dorsalmente à base da língua e ventralmente ao ádito laríngeo. Sua extremidade cranial ou base é livre, larga e arredondada, em forma de semicírculo. O extremo caudal ou vértice ou pecíolo é longo e estreito, estando fixo ao ângulo formado pelas duas lâminas da cartilagem tireóidea, imediatamente acima da inserção das pregas vocais. Valécula ou fossa glossoepiglótica é a depressão entre a epiglote e a base da língua, sendo dividida pela prega glossoepiglótica mediana (Fig. 1-2).

Tireóidea

A cartilagem tireóidea compõe-se de duas lâminas com disposição vertical, que se fundem ventralmente na linha média

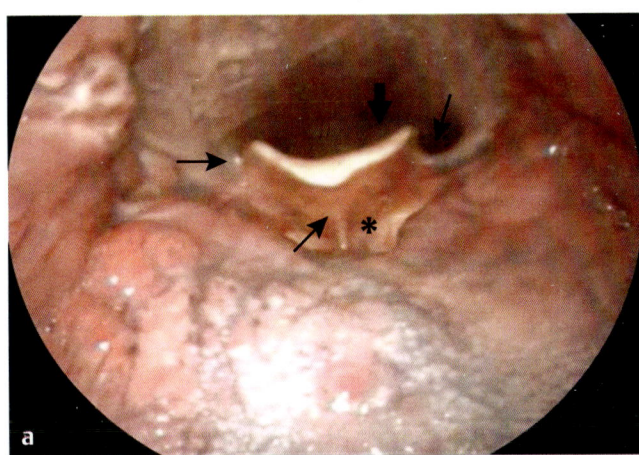

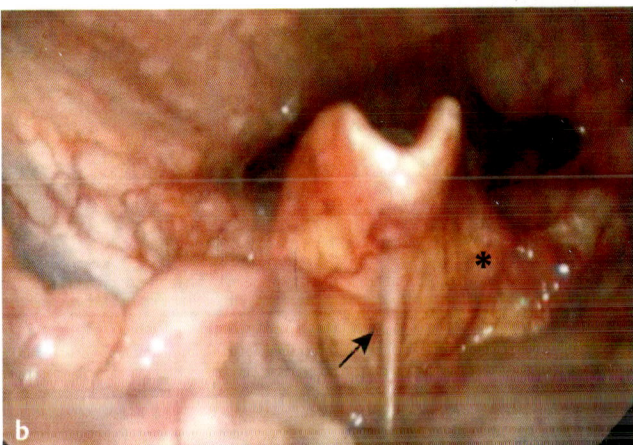

Fig. 1-2. (a, b) Telelaringoscopia mostrando a borda livre da cartilagem epiglótica (seta grossa), a valécula (*), as pregas glossoepiglóticas mediana e laterais (setas finas) e a base da língua.

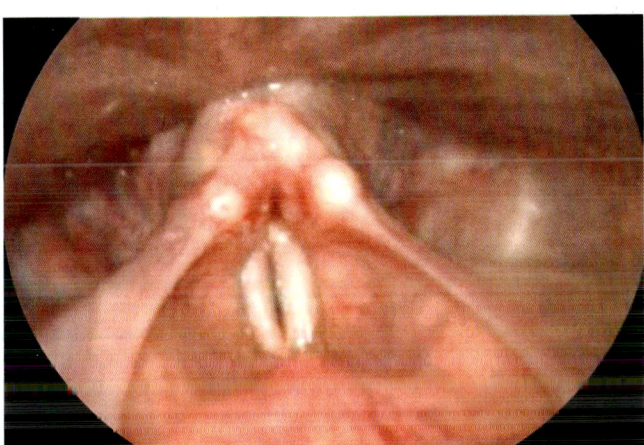

Fig. 1-1. Os limites do ádito laríngeo são: epiglote; ápices das cartilagens aritenóideas, espaço interaritenóideo e pregas ariepiglóticas.

do pescoço, estabelecendo um ângulo diedro e projetando-se na proeminência laríngea (pomo de Adão). Na face interna, as lâminas formam um ângulo ao juntarem-se onde se inserem: pecíolo da epiglote, ligamento vestibular e prega vocal e os fascículos do músculo tireoaritenoide.

Cricóidea

A cricoide é um anel cartilaginoso completo, dividido em lâmina e arco. A superfície interna, lisa e uniforme é côncava e corresponde à porção infraglótica da laringe.

Aritenóidea

As aritenoides são um par de cartilagens situadas na borda cranial da lâmina da cricoide, no dorso da laringe. Apresentam formato piramidal. A base é larga e contém a superfície articular, convexa, com a cricoide.

Apresenta duas projeções: uma apófise dorsal ou externa, o processo muscular, que recebe inserção dos músculos cricoaritenóideos posterior e lateral; e uma apófise ventral ou interna, o processo vocal, menos volumoso que o muscular e onde se insere o ligamento vocal, provocando um relevo no lúmen laríngeo. O ápice é pontiagudo, articulando-se – ou continuando-se – com as cartilagens corniculadas (Fig. 1-3).

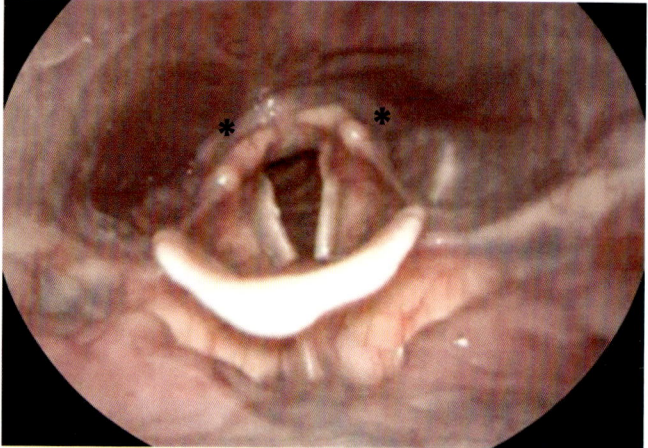

Fig. 1-3. Telelaringoscopia evidenciando as cartilagens aritenóideas (*).

VESTÍBULO LARÍNGEO

O vestíbulo laríngeo localiza-se cranialmente às pregas vocais (Fig. 1-4). É largo, de forma triangular e é a luz laríngea no nível da supraglote. Os limites do vestíbulo são:

- *Ventral:* epiglote, que é larga cranialmente e vai se estreitando caudalmente até a região do pecíolo
- *Dorsal:* fascículos mais craniais do músculo aritenóideo e parte cranial das cartilagens aritenoides
- *Lateral, de cada lado:* pregas ariepiglóticas e face medial das pregas vestibulares.

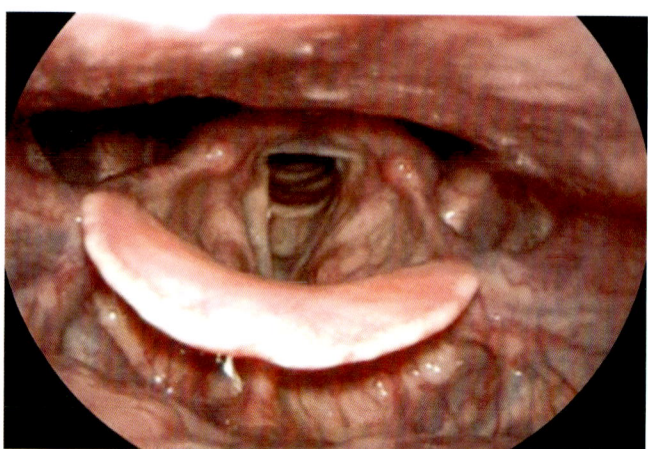

Fig. 1-4. O vestíbulo laríngeo é bem delimitado pelo exame laringoscópico.

PREGAS VESTIBULARES

As pregas vestibulares (pregas vocais verdadeiras ou bandas ventriculares) são duas pregas espessas, compostas pelas seguintes camadas: mucosa (epitélio respiratório); ligamento ventricular (tecido fibroso); e camada muscular (Fig. 1-5).

VENTRÍCULO LARÍNGEO

O ventrículo laríngeo (ventrículo de Morgagni) é uma fossa fusiforme que consiste em mucosa e musculatura adjacentes, de cada lado da laringe. Possui aproximadamente o mesmo comprimento das pregas vocais. A mucosa é de epitélio colunar pseudoestratificado ciliado, com lâmina própria com camada de fibras elásticas e colágenas com glândulas seromucosas.

O sáculo (apêndice do ventrículo) é uma bolsa em fundo cego cuja abertura localiza-se na porção ventral do ventrículo. Localiza-se entre a prega vestibular e a face interna da cartilagem tireóidea.

PREGAS VOCAIS

As pregas vocais são compostas pelas camadas: mucosa de epitélio pavimentoso estratificado, mais resistente que o epitélio respiratório ao trauma da emissão vocal; lâmina própria superficial ou espaço de Reinke; lâmina própria média e

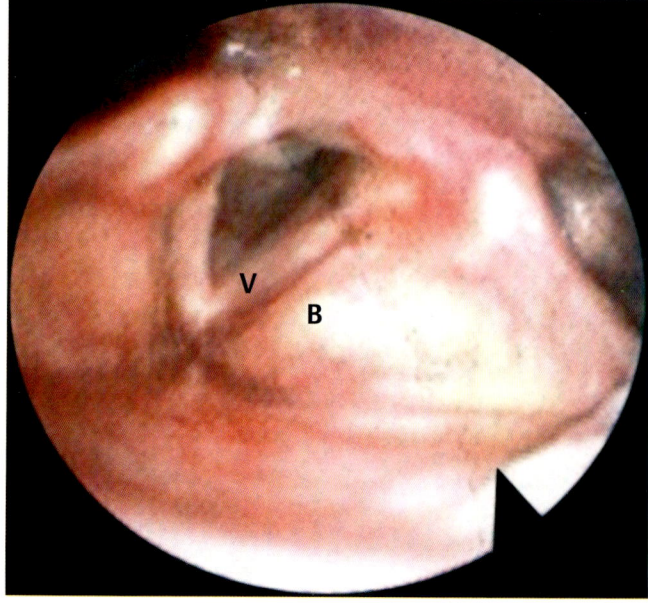

Fig. 1-5. Telelaringoscopia evidenciando prega ariepiglótica, prega vestibular (banda – B), ventrículo (V) e prega vocal à esquerda.

profunda que corresponde ao ligamento vocal; músculo vocal. Sua origem é no ângulo interno da cartilagem tireóidea (comissura anterior), cerca de 3 mm caudal à origem das pregas vestibulares. A inserção é no processo vocal da aritenoide. A face caudal está voltada para a infraglote. A face cranial é quase horizontal e forma o assoalho do ventrículo laríngeo. A borda lateral é espessa e corresponde ao músculo vocal. A borda medial é livre, sendo bem mais fina que a lateral. Cada prega vocal mede de 20 a 25 mm no sexo masculino e de 16 a 20 mm, no feminino (Figs. 1-6 e 1-7). A abertura no nível das pregas vocais é a chamada rima glótica, em forma triangular.

A comissura anterior é a área de inserção das pregas vocais na sínfise da asa da cartilagem tireóidea, na linha média ventral. É o "espaço X" que separa as bordas craniais da supraglote e da glote. É composta por tecido conjuntivo denso, que é morfologicamente diferente do tecido do ligamento de Broyle, que possui uma rede vascular e linfática.

Sendo comissura um ponto de encontro de estruturas, o termo comissura posterior é mal aplicado para a região posterior da laringe, em que as aritenoides são, na verdade, separadas. O limite entre as glotes anterior e posterior é uma linha imaginária que passa pelas extremidades dos processos vocais. Se a glote anterior tem papel importante na fonação, a posterior tem na respiração. Assim, doenças na glote anterior causam, habitualmente, disfonia e somente causarão distúrbios respiratórios em caso de lesão muito volumosas, que causem obstrução. A porção ventral é denominada glote fonatória ou vibratória ou intermembranácea e corresponde aos dois terços craniais da rima, que mede cerca de 23 mm de comprimento no sexo masculino. No sexo feminino, corresponde a apenas metade da extensão da rima, já que a laringe feminina é mais estreita no sentido ventrodorsal, quando comparada à do homem – entre 17 e 18 mm de comprimento. Já a largura depende da posição das pregas vocais. Na adução, reduz-se a zero. Na abdução máxima, pode chegar a 10 a 15 mm. Na respiração tranquila, a largura varia de 7 a 8 mm no homem e de 5 a 6 mm na mulher. A porção dorsal é denominada glote respiratória ou intercartilaginosa. Limita-se, lateralmente, com a face interna das cartilagens aritenóideas, dorsalmente com a mucosa que recobre o músculo aritenóideo e, ventralmente, com a porção intermembranácea da glote. Seu comprimento varia de 6 a 7 mm no sexo masculino e de 4 a 5 mm no feminino (Fig. 1-8).

As pregas vocais ficam em abdução, com a fenda glótica aberta durante a respiração fisiológica. À fonação, ocorre adução das pregas vocais. A pressão infraglótica faz com que o ar passe vibrando na mucosa, com a emissão do som fundamental (Fig. 1-9).

MUCOSA DA LARINGE

A mucosa da laringe cobre todo o órgão em seu interior. A mucosa está intimamente aderida à face laríngea da epiglote, borda livre das pregas vestibulares e vocais e face interna dos ligamentos ariepiglóticos. O padrão vibratório da mucosa pode ser estudado por meio da laringoestroboscopia (Fig. 1-10).

Há dois tipos de epitélio:
- *O pavimentoso estratificado* – que se encontra nos seguintes sítios:
  - Na epiglote, em toda sua face lingual.
  - Nos dois terços craniais da face laríngea.
  - Na parte cranial das pregas ariepiglóticas.
  - Na borda livre das pregas vocais.

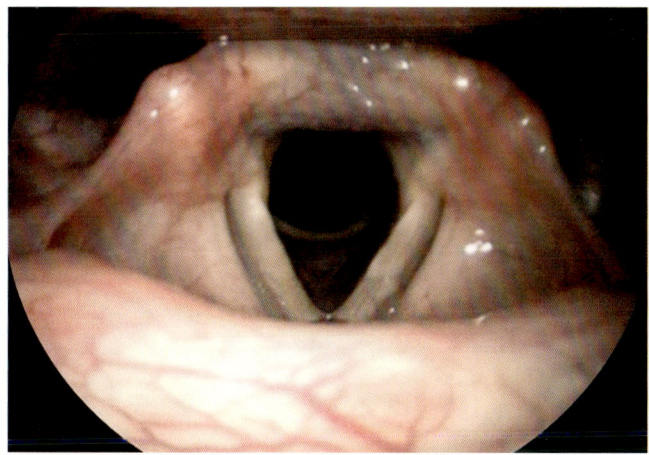

Fig. 1-6. Telelaringoscopia com as pregas vocais e abdução, posição típica durante a respiração.

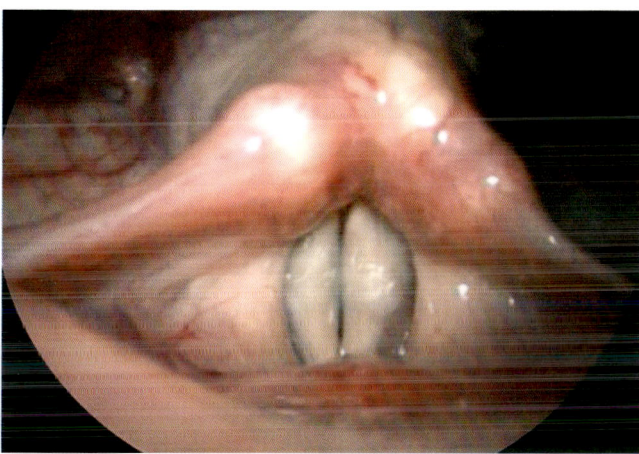

Fig. 1-7. Telelaringoscopia com as pregas vocais aduzidas, posição típica à fonação.

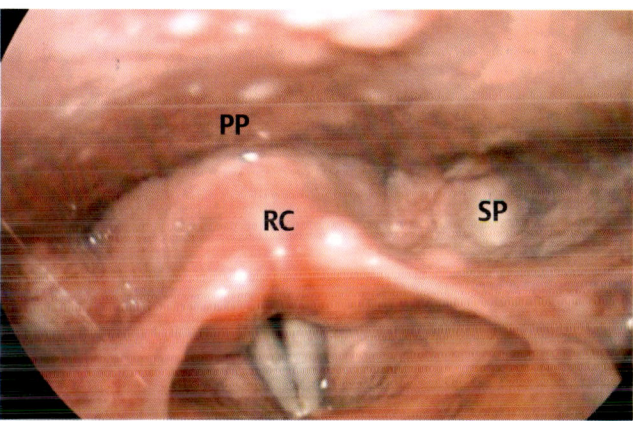

Fig. 1-8. Telelaringoscopia mostrando a comissura posterior (espaço interaritenóideo – SP) e, a hipofaringe: área retrocricóidea, recessos (ou seios) piriformes (RC) e parede posterior (PP).

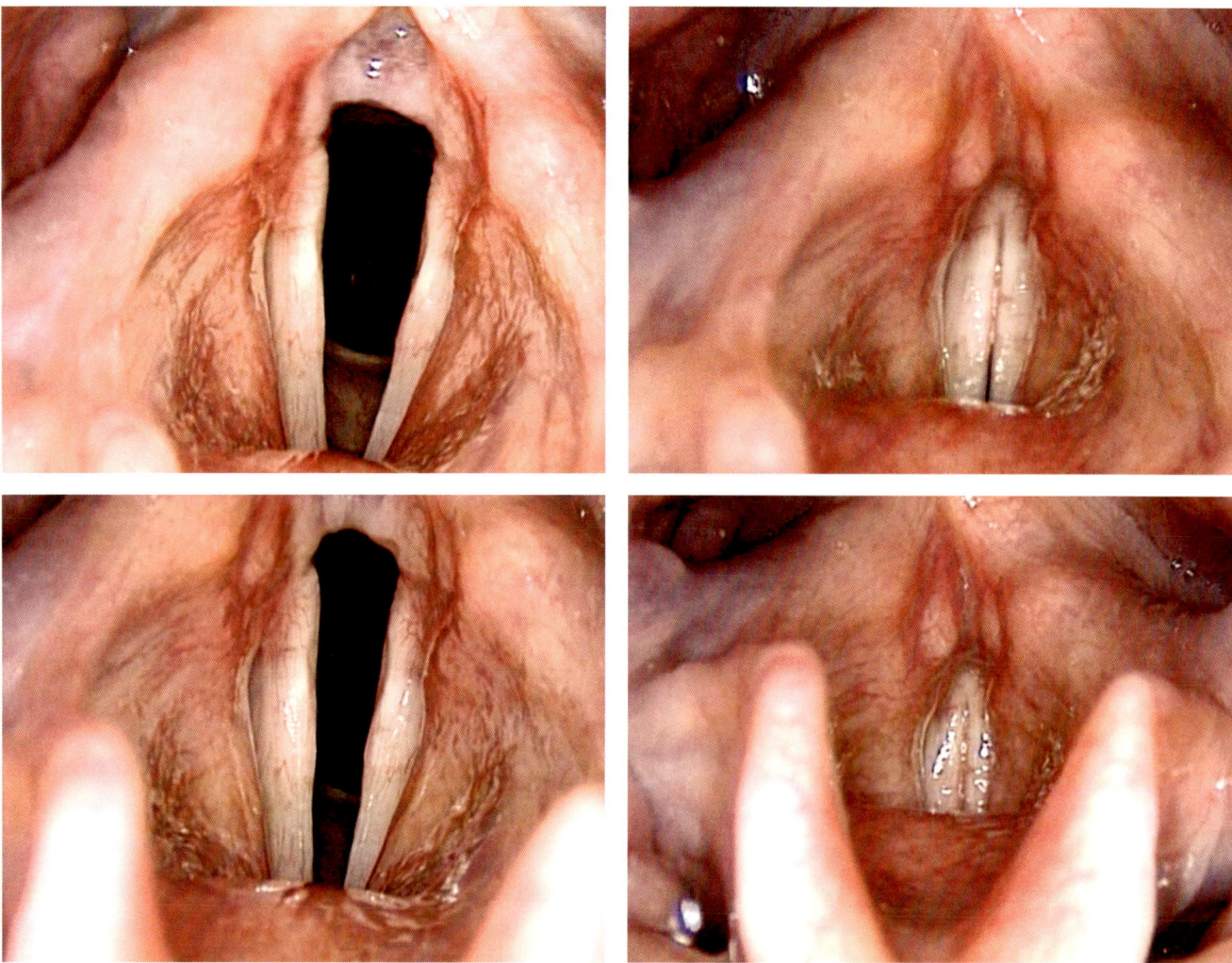

Fig. 1-9. Laringoscopia mostrando as pregas vocais em abdução (respiração) e adução (fonação).

- *O epitélio cilíndrico ciliado* – também conhecido por epitélio respiratório, cobre as demais estruturas.

CÓRION

O córion, ou submucosa, é constituído por tecido conjuntivo que, mais profundamente, possui muitas fibras elásticas. O sistema produtor de muco que lubrifica a mucosa laríngea é composto por glândulas uni e multicelulares, sendo bem coradas pelo PAS-*alcian blue*. As glândulas mucosas subepiteliais estão presentes em toda parte da laringe dos adultos, fazendo parte do sistema mucociliar.

LARINGE PEDIÁTRICA

A laringe pediátrica apresenta algumas peculiaridades quando comparada à do adulto. No adulto, o ângulo da epiglote é mais ou menos vertical, estando aproximadamente retificado com a traqueia. Na criança, a configuração é mais curva, resultando em uma epiglote com eixo mais oblíquo. A consistência da laringe infantil é mais elástica, portanto, mais complacente e, como consequência, deforma-se mais com os movimentos respiratórios. Assim, na inspiração, as vias aéreas altas podem sofrer um relativo colapso, que não compromete, em geral, o fluxo aéreo em decorrência do diâmetro suficientemente grande. Tal comprometimento é visto em casos de laringomalacia e traqueomalacia. A face lingual da epiglote apresenta-se horizontal. A epiglote assume um formato descrito como em ômega. As aritenoides são de tamanho proporcionalmente maior na faixa pediátrica, podendo ocultar boa parte das pregas vocais na visão cranial. Seu tamanho pode dar a falsa impressão de que o vão entre elas seja uma fenda posterior congênita. A glote intercartilaginosa apresenta um formato arredondado, enquanto, no adulto, é um quadrilátero. As pregas vocais apresentam-se mais elevadas na sua porção dorsal e mais rebaixadas na ventral.

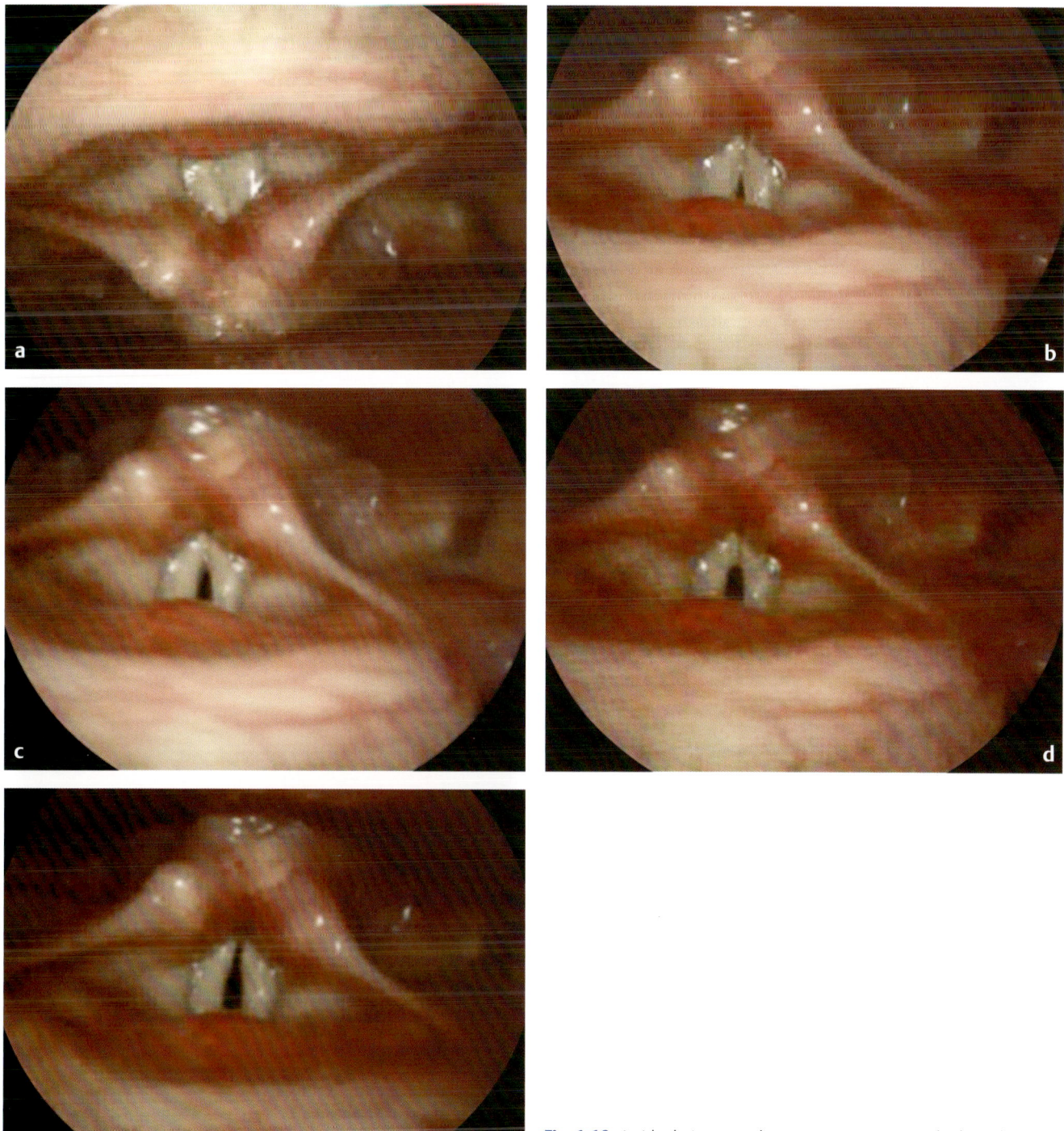

Fig. 1-10. A videolaringoestroboscopia permite o estudo do padrão vibratório das pregas vocais.

Parte II Laringe Patológica

LARINGITE AGUDA

Trata-se de situação muito comum, contudo, raramente chega à avaliação do especialista, já que dura de horas a poucos dias. A evolução costuma ser mais rápida na faixa pediátrica. Pode resultar de abuso vocal, infecção viral ou bacteriana, inalação de irritantes, como no tabagismo etc. Dor de garganta, sobretudo no início do ato de deglutição e disfonia progressiva, costumam ser referidas. A laringoscopia costuma evidenciar edema, eritema difuso (principalmente na porção vibratória das pregas vocais), dilatação dos vasos submucosos das pregas vocais, especialmente junto às bordas livres e, ainda, formação de muco espesso. O tratamento inclui repouso vocal e anti-inflamatórios (não hormonais ou, conforme a sintomatologia, hormonais) e, em caso de etiologia bacteriana, antibiótico com cobertura para Gram-positivos e *Haemophilus*.

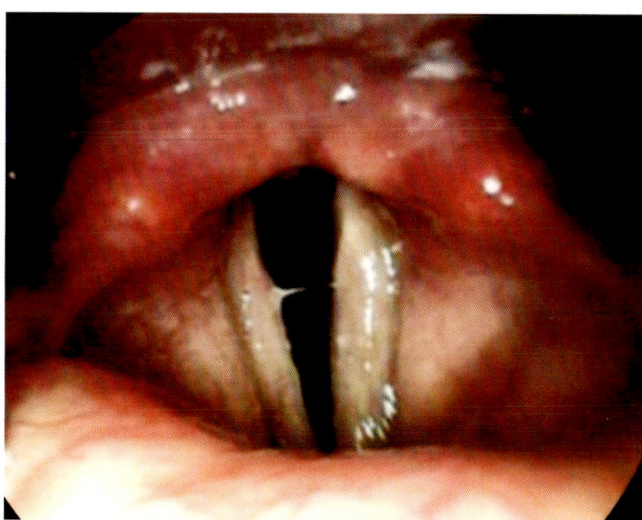

Fig. 2-1. Laringoscopia de quadro de laringite aguda, com edema e hiperemia das pregas vocais.

LARINGITES CRÔNICAS E DOENÇAS GRANULOMATOSAS

LARINGITES CRÔNICAS

O quadro clínico pode ser semelhante ao da laringite aguda, todavia, mais arrastado. Tabagismo costuma compor ou agravar os fatores etiológicos. A laringoscopia pode mostrar edema difuso da mucosa das pregas vocais e, por vezes, espessamento ou até leucoplasia. Essas alterações, ao cronificar, podem ser irreversíveis.

Laringite *Sicca*

A laringite *sicca* é uma inflamação crônica associada ao ressecamento da via respiratória alta. A mucosa laríngea mostra-se desidratada, pouco lubrificada e com muco espesso. Ocorre diminuição do padrão vibratório das pregas vocais, com disfonia, pigarro, tosse seca e sensação de corpo estranho na garganta (Fig. 3-1).

Candidíase

A candidíase é uma doença fúngica causada pela *Candida sp*. Na laringe, leva à mucosite, localizada ou difusa, podendo estender-se à faringe e ao esôfago. Ocorrem edema, hiperemia e placas brancas tipicamente removíveis. Hiperemia difusa, ulcerações, lesões atróficas e lesões ulceradas podem ocorrer. O tratamento é por meio de antifúngicos, em geral por via oral (Fig. 3-2).

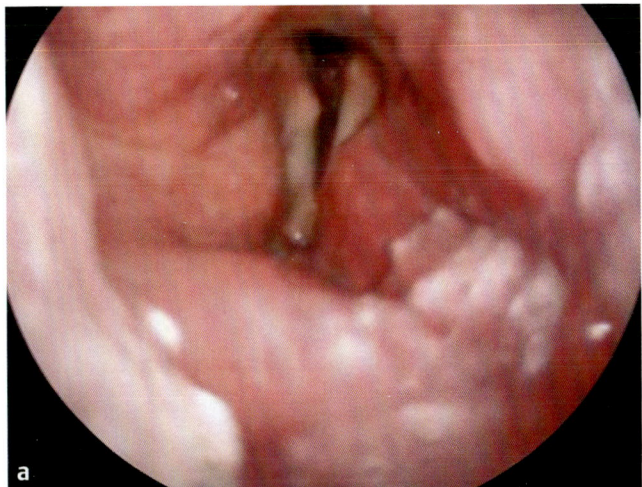

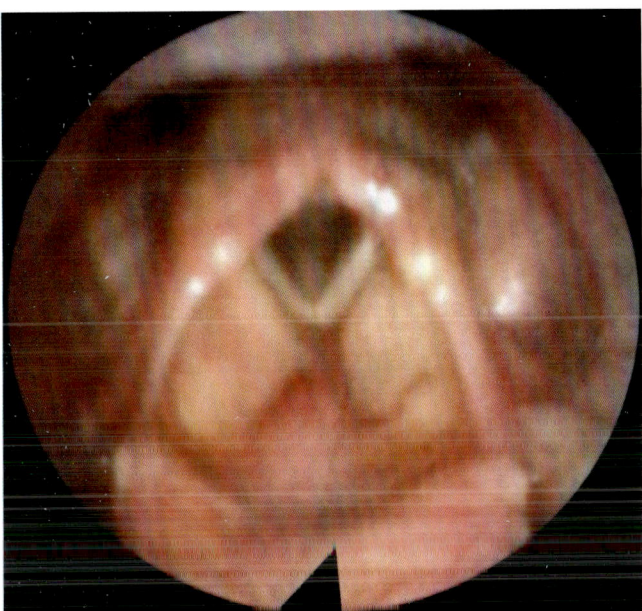

Fig. 3-1. Laringoscopia de laringite *sicca* mostrando importante ressecamento da mucosa laríngea.

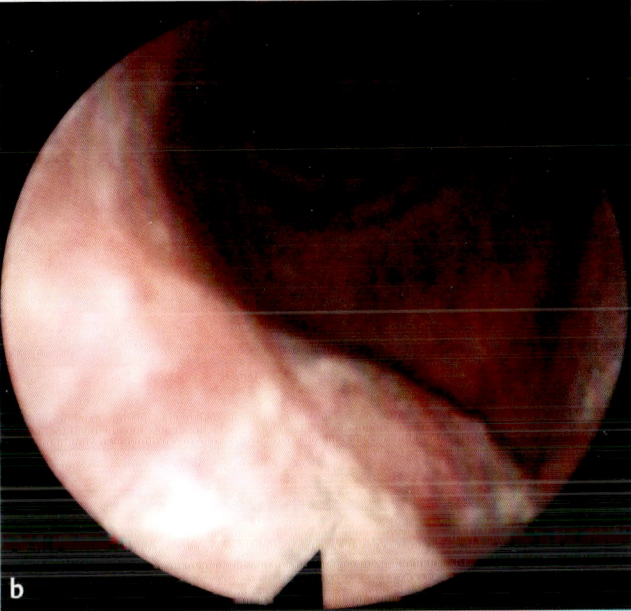

Fig. 3-2. (a, b) Laringoscopias de candidíase laríngea, com a presença de placas brancas removíveis.

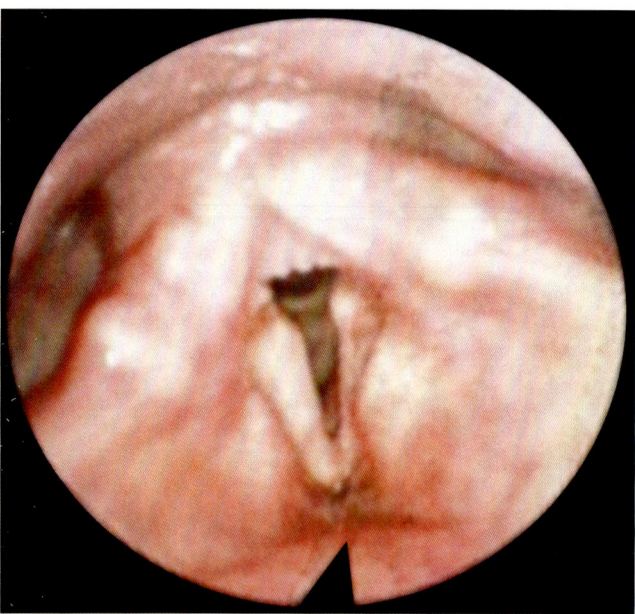

Fig. 3-3. Laringoscopia de paciente disfônico com artrite reumatoide exibindo edema ao redor das articulações cricoaritenóideas.

Artrite Reumatoide

A artrite reumatoide apresenta manifestações laríngeas, como artrite da articulação cricoaritenóidea, com edema articular, atrofia muscular laríngea pela neuropatia e, ainda, com a formação de nódulos laríngeos (Fig. 3-3).

Doenças Granulomatosas

Caracterizam-se pela formação de granulomas. São classificadas em específicas (com agente etiológico conhecido, como tuberculose, paracoccidiodomicose e sífilis) e inespecíficos (como a sarcoidose). Biópsia por laringoscopia é mandatória para o diagnóstico etiológico, descartando-se neoplasia.

Tuberculose Laríngea

A incidência da tuberculose apresentava-se em declínio progressivo nos Estados Unidos até 1985. Entretanto, o impacto da recessão e suas consequências sociais, o incremento na taxa de imigração e o início da epidemia da síndrome de imunodeficiência adquirida levaram à reversão dessa expectativa. Hoje, a realidade mundial é de um contínuo incremento nos casos da doença.

Até o final do século XIX e início do século XX, a tuberculose laríngea era a doença crônica mais comum a acometer essa estrutura. Com o advento da quimioterapia antituberculosa, no entanto, esta afecção tornou-se relativamente incomum. Entretanto, continua sendo a doença granulomatosa mais comum a acometer a laringe.

A suspeita clínica deve basear-se na história prévia de tuberculose, no contato com pacientes portadores, em fatores de risco, como imunodeficiência e no achado de acometimento pulmonar.

A glote é a região mais acometida. Observam-se edema e hiperemia mucosa difusa, ulcerações ou lesões exofíticas. Em decorrência de tal apresentação, é fundamental realizar diagnóstico diferencial com carcinoma epidermoide. A incidência do carcinoma epidermoide é 40 vezes maior entre indivíduos portadores de tuberculose laríngea que na população em geral. O diagnóstico diferencial deve ser feito mesmo em zonas endêmicas. O tratamento é pelo esquema tríplice, no mínimo por 6 meses, com atenção para casos de resistência (Fig. 3-4).

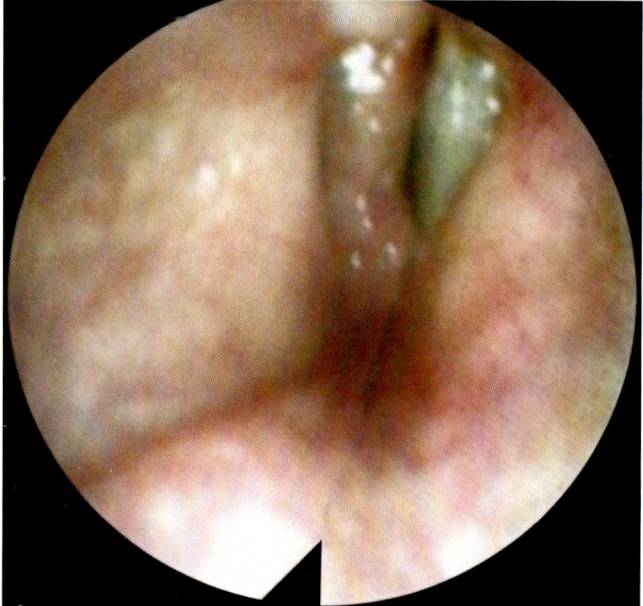
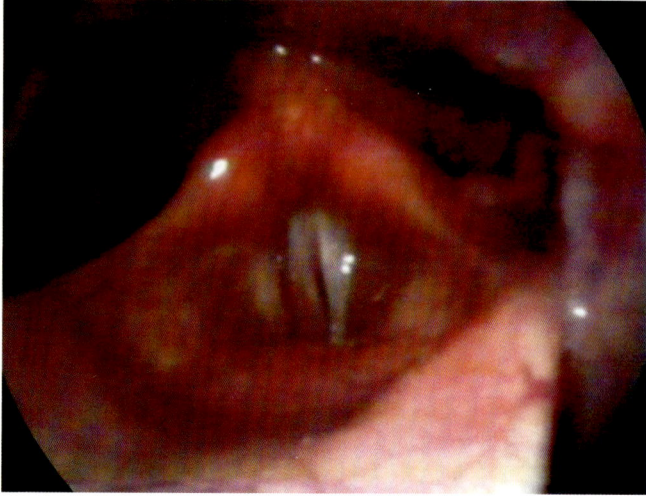

Fig. 3-4. (a, b) Laringoscopias de monocordite (edema e irregularidade da mucosa de uma prega vocal) com confirmação histopatológica de tuberculose.

Paracoccidioidomicose

Trata-se de infecção fúngica sistêmica causada pelo *Paracoccidioides brasiliensis*, de distribuição restrita ao continente americano. É mais comum em homens e em zona rural. Acredita-se que é adquirida por via inalatória, com frequente envolvimento pulmonar. A forma disseminada apresenta úlceras orofaríngeas, adenopatia cervical e lesões granulomatosas que podem envolver a laringe, simultaneamente à lesão pulmonar.

A laringoscopia mostra lesão localizada ou difusa, com ulceração ou eritema. O diagnóstico pode ser feito pela visibilização do fungo na pesquisa direta de lesões supuradas. Derivados imidazólicos são o tratamento de escolha.

Leishmaniose

É uma doença causada pela *Leishmania brasiliensis*, transmitida pelo mosquito palha, sendo endêmica na América Latina. A forma mucocutânea é a mais comum, mas pode atingir a mucosa das fossas nasais e, posteriormente, mucosa da cavidade oral, orofaringe e laringe.

As lesões laríngeas são ulcerogranulomatosas, principalmente supraglóticas, podendo acometer, também, glote e infraglote, levando à obstrução das vias aéreas. Os principais sintomas incluem disfonia, tosse, disfagia e dispneia. O diagnóstico é baseado nos achados clínicos e pode incluir o achado do agente ao exame histopatológico. Antimoniais (Glucantime) são o tratamento de escolha. Após o tratamento, a laringoscopia mostra estenoses cicatriciais de graus variáveis (Fig. 3-5).

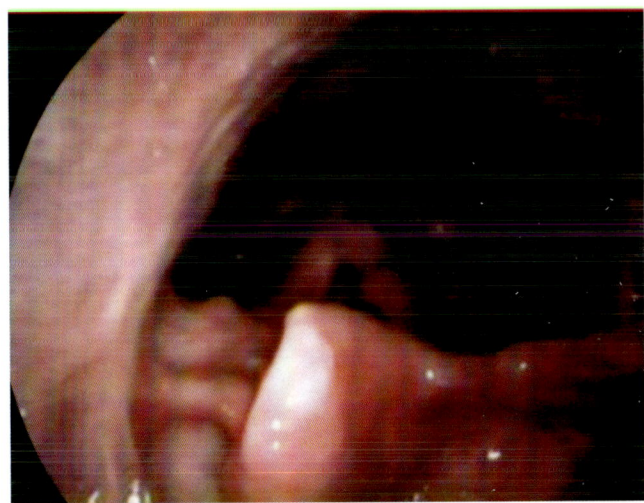

Fig. 3-5. Laringoscopias de leishmaniose laríngea com lesões infiltrativas e ulceradas produzindo distorção da anatomia da endolaringe.

DOENÇA DO REFLUXO LARINGOFARÍNGEO

DEFINIÇÃO

A doença do refluxo gastresofágico (DRGE) é uma doença crônica, complexa e recidivante, relacionada com o fluxo retrógrado do conteúdo gastroduodenal ao esôfago e/ou estruturas adjacentes, resultando em diferentes sintomas. Em 2005, o primeiro estudo multicêntrico projetado com o objetivo de conhecer a prevalência da DRGE no Brasil mostrou que cerca de 40% da população geral brasileira apresenta algum sintoma sugestivo da doença pelo menos duas vezes por semana. A forma supraesofágica da DRGE que cursa, predominantemente, com sintomas na laringofaringe e na laringe é denominada de refluxo laringofaríngeo, sendo estimada em cerca de 10 a 50% dos casos.

DIAGNÓSTICO CLÍNICO

Os achados laríngeos, nos casos de laringite por refluxo, variam de acordo com a gravidade do caso, podendo ir desde hiperemia e edema do terço posterior da laringe, na região interaritenóidea, até quadros dramáticos como úlceras de contato, granuloma em processo vocal, leucoplasias e ulcerações, paquidermia interaritenóidea, edema infraglótico levando ao aparecimento de pseudossulco, estenose infraglótica e degeneração neoplásica do epitélio. Os sinais ainda incluem: enantema das aritenoides, obliteração do ventrículo, cordite inespecífica, edema difuso da laringe e presença de muco espesso (Figs. 4-1 a 4-6).

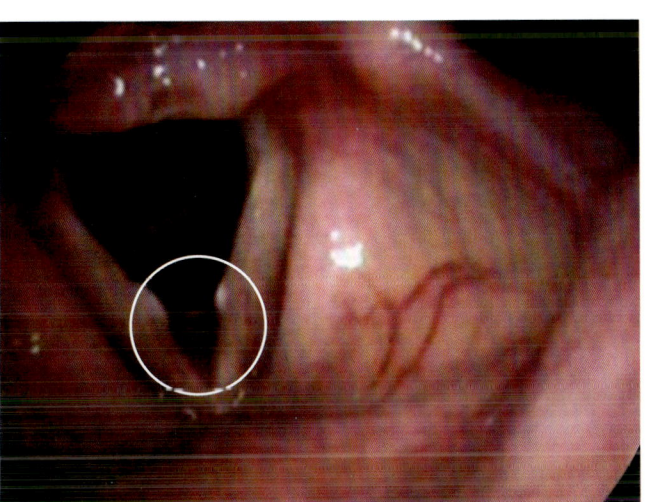

Fig. 4-1. Laringoscopia de paciente portador de refluxo laringofaríngeo evidenciando nódulos vocais bilaterais e edema e paquidermia em comissura posterior (círculo).

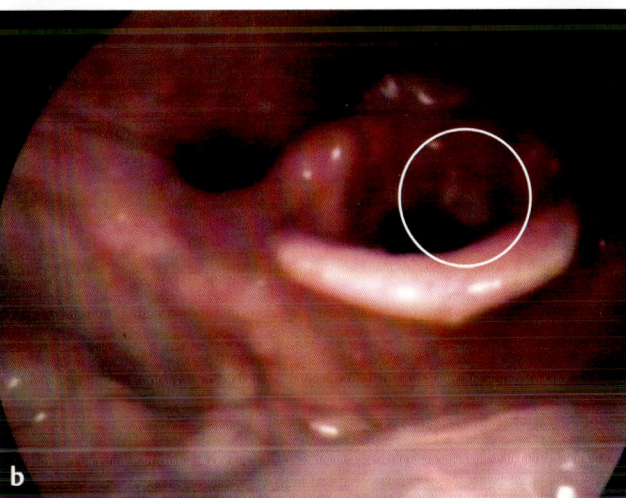

Fig. 4-2. Laringoscopia de paciente portador de refluxo laringofaríngeo com paquidermia (P) em comissura posterior (círculo).

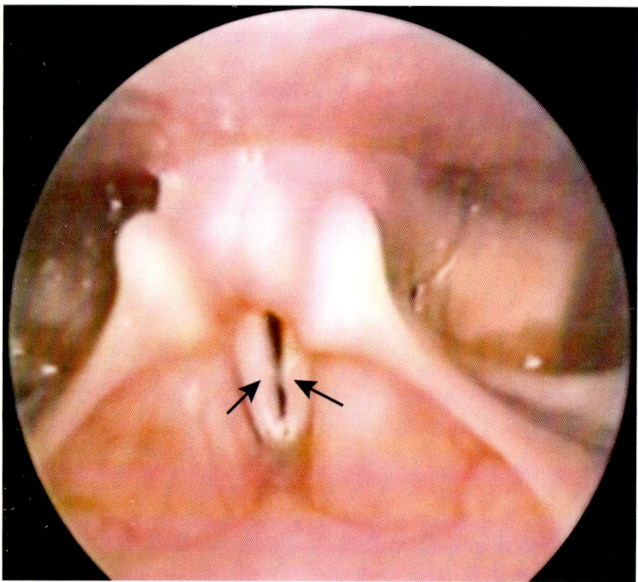

Fig. 4-3. Laringoscopia de paciente portador de refluxo laringofaríngeo com nódulos vocais bilaterais e edema de comissura posterior.

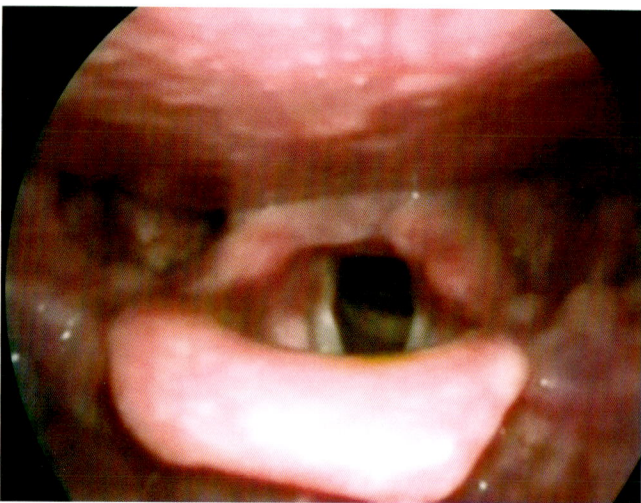

Fig. 4-5. Laringoscopia de paciente portador de refluxo laringofaríngeo com edema de Reinke e hiperemia e edema em comissura posterior.

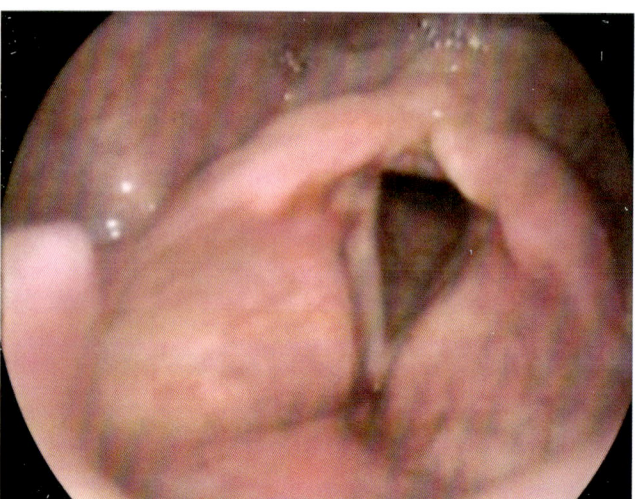

Fig. 4-4. Laringoscopia de paciente portador de refluxo laringofaríngeo com edema de Reinke.

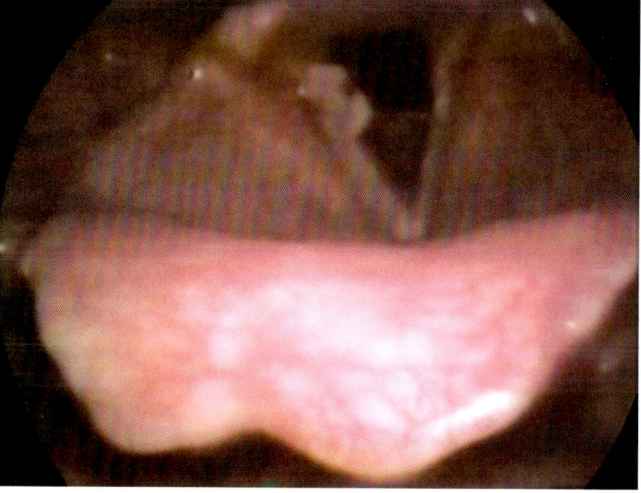

Fig. 4-6. Laringoscopia de paciente portador de refluxo laringofaríngeo com granuloma junto ao processo vocal da aritenoide direita.

Atualmente, acredita-se que um grande número de lesões benignas das pregas vocais, como nódulos, pólipos e edema de Reinke, também podem estar associados ao refluxo, já que a inflamação local leva a padrões fonatórios abusivos, podendo causar estas lesões secundárias.

TRATAMENTO

O tratamento inclui mudanças de hábitos, sobretudo alimentares. A alimentação deve ser fracionada, evitando-se alimentos ácidos, frituras, gorduras, refrigerantes e chocolate. Perda ponderal é recomendada e o tabagismo deve ser cessado. Atualmente, as drogas de primeira escolha são os inibidores de bomba de prótons, que inibem a produção de ácido pelas células parietais do estômago, reduzindo a agressão do esôfago representada pelo ácido. Procinéticos podem ser associados à finalidade de acelerar o esvaziamento gástrico. Tratamento cirúrgico, por meio da confecção de válvula antirrefluxo, está indicado na falha do tratamento clínico e nas formas complicadas da doença.

LESÕES INFLAMATÓRIAS LARÍNGEAS

São causadas por fonotrauma, haja vista originarem-se do abuso ou mau uso da voz. A vibração traumática da mucosa das pregas vocais leva a um processo inflamatório crônico com trauma tecidual, resultando na lesão.

NÓDULOS

Acredita-se ser a mais comum alteração das pregas vocais. A etiologia é o abuso vocal, em razão do mau uso ou uso excessivo da voz. Infecção de vias aéreas superiores, quadros alérgicos e refluxo laringofaríngeo também podem estar associados. Ocorrem em crianças e mulheres, sendo lesão pequena, esbranquiçada, séssil, bilateral e simétrica, na borda livre das pregas vocais, geralmente na parte média da porção vibratória, que é a área de maior atrito entre as pregas durante sua vibração. No estágio inicial, apresentam-se como edema bem localizado nas bordas livres. Quando mais antigos, costumam ser menores, esbranquiçados e o componente fibrótico substitui o edematoso. Dependendo do tamanho, podem cursar com fenda vocal, geralmente em ampulheta. Cantores podem apresentar micronódulos puntiformes assintomáticos. Na maioria das vezes, os nódulos coexistem com voz rugosa, soprosidade, fadiga vocal e perda de extensão vocal.

Um nódulo pode, finalmente, surgir como reação contralateral secundária ao trauma causado por outra lesão já existente, com efeito de massa, exemplo: o trauma causado por um pólipo da prega vocal direita levando à formação de um nódulo simétrico na prega vocal esquerda.

Nódulos vocais são confinados à camada superficial da lâmina própria e compostos primariamente por edema e fibras colágenas. À estroboscopia, a mucosa mantém bom padrão vibratório, o que os diferencia dos cistos vocais.

O tratamento é por fonoterapia. Nódulos vocais polipoides podem requerer associação à microcirurgia (Fig. 5-1).

PÓLIPOS

É a causa mais comum de cirurgia dentre as lesões laríngeas benignas.

Ocorrem mais comumente no terço anterior da prega vocal, com aspecto exofítico e, em 90% dos casos, são lesões únicas. São, geralmente, superficiais, acometendo a camada de Reinke, sem envolvimento do ligamento vocal.

Podem ser lesão séssil (com base larga) ou pediculada. Classificam-se, ainda em gelatinosos, telangiectásicos (pólipos angiomatosos) ou mistos.

Frequentemente apresentam vaso nutridor em curso ao longo da superfície cranial da prega vocal e estendendo-se até a base da lesão.

Pólipos mais volumosos impactam mais na qualidade vocal. As lesões apresentam efeito de massa, levando à formação de fenda vocal, habitualmente em ampulheta, o que responde pela soprosidade da voz e diminuição do tempo máximo fonatório. Degeneração hialina leva a progressivo aumento da consistência.

O tratamento é cirúrgico, por microcirurgia, com fonoterapia associada (Fig. 5-2).

CISTOS DE RETENÇÃO

O cisto de retenção, glandular ou mucoso, é formado pela obstrução de uma glândula submucosa. Suas paredes são recobertas por epitélio glandular, com muco. É infrequente em virtude da exiguidade de glândulas nas pregas vocais. Inflamações associadas ao abuso/mau uso da voz podem estar associados à sua formação.

A laringoscopia mostra abaulamento submucoso e um aspecto "gravídico" da prega vocal, com conteúdo mucoide transparente (Fig. 5-3 e 5-4).

O tratamento é microcirúrgico, com fonoterapia associada.

Já o pseudocisto é circunscrito, unilateral e ocorre, habitualmente, no terço médio. À laringoscopia, assemelha-se a um cisto verdadeiro, contudo, não é revestido por epitélio, apresentando-se, abaixo do epitélio, como uma "bolha" de fluido transparente. É causado por fonotrauma (Fig. 5-5).

Há outros cistos verdadeiros de laringe, como cistos epiglóticos, habitualmente assintomáticos e que acabam sendo achados ocasionais durante a laringoscopia. Em geral são assintomáticos, não requerendo a remoção cirúrgica (Figs. 5-6 e 5-7).

EDEMA DE REINKE

Trata-se de degeneração polipoide de um processo inflamatório crônico por irritação, principalmente em decorrência ao tabagismo, porém, refluxo laringofaríngeo e abuso vocal podem estar relacionados. A voz geralmente é grave, daí ser mais notado no sexo feminino.

Ocorre um edema progressivo na camada de Reinke, edema este que pode tornar-se mais denso com o tempo. As pregas vocais costumam apresentar-se, à laringoscopia, com bordas difusamente irregulares e aspecto de balão, preenchendo difusamente toda a porção membranosa (fonatória).

Costuma ser uma lesão mole e pendente como uma "orelha de elefante", que se movimenta com a passagem do ar durante a inspiração e a expiração.

É essencial cessar o hábito tabágico e a instituição de tratamento antirrefluxo laringofaríngeo. Em caso de disfonia que traga impacto ao paciente ou na associação a outras condições (como leucoplasias), recomenda-se a microcirurgia de laringe (Fig. 5-8).

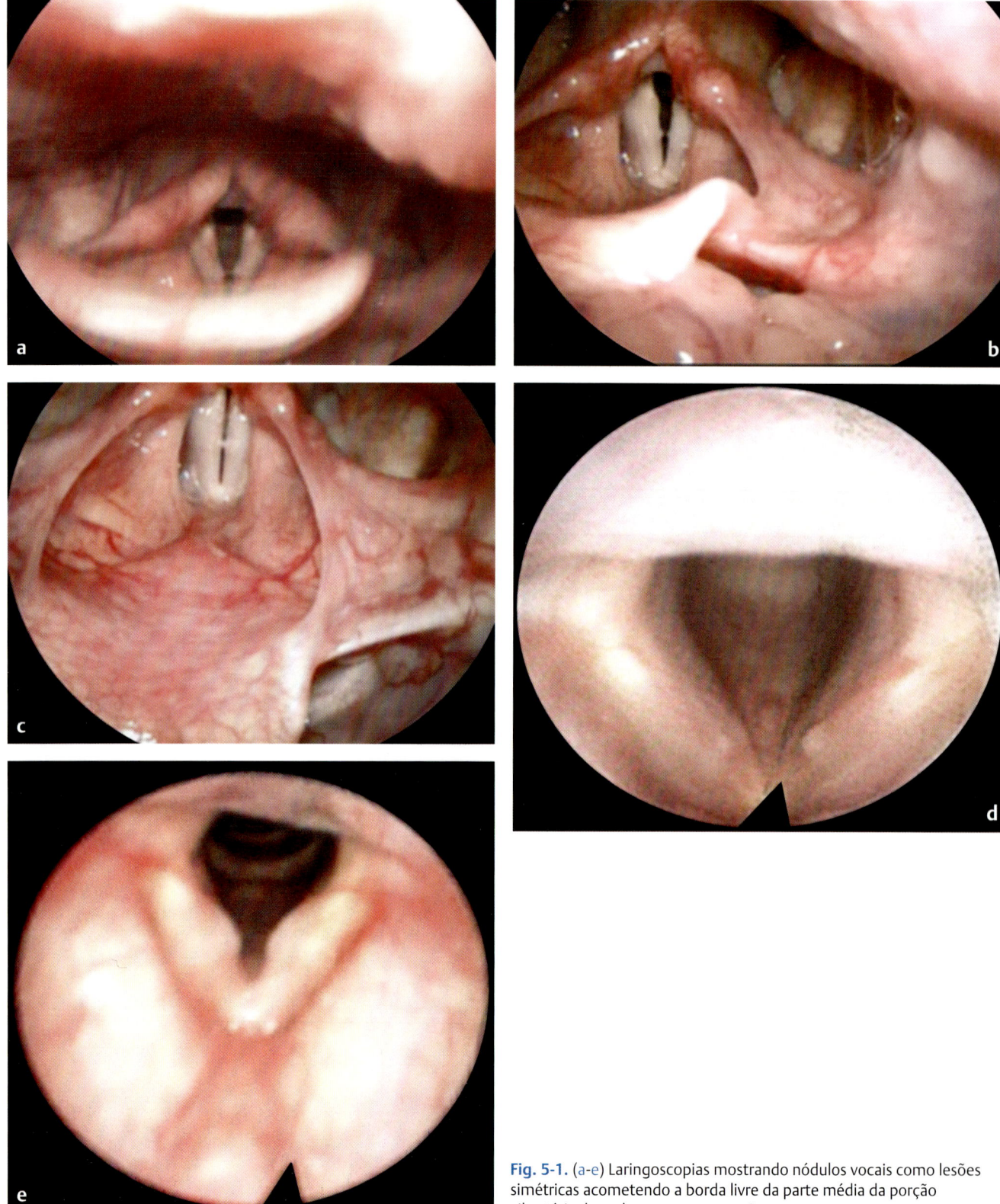

Fig. 5-1. (a-e) Laringoscopias mostrando nódulos vocais como lesões simétricas acometendo a borda livre da parte média da porção vibratória de ambas as pregas vocais.

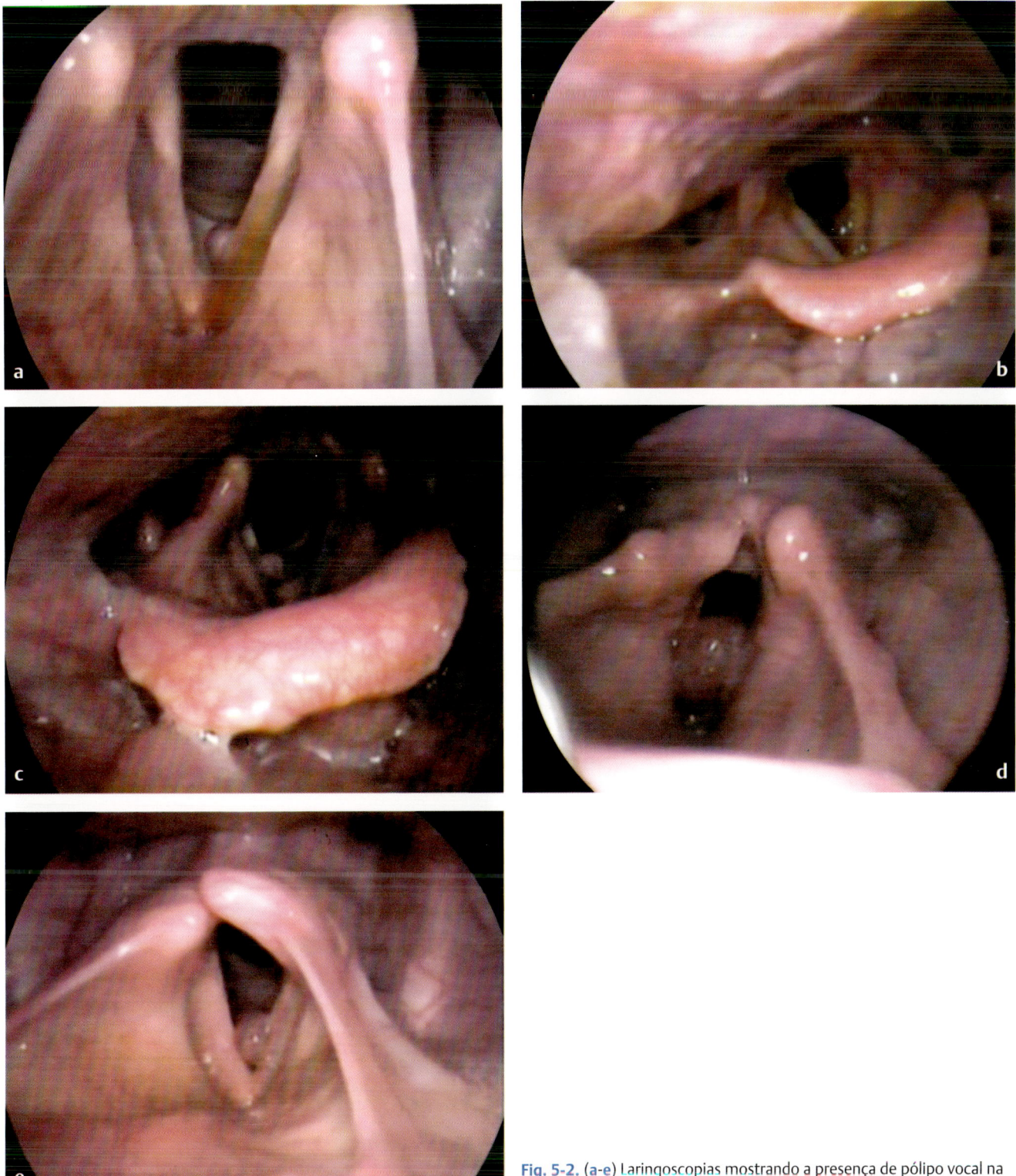

Fig. 5-2. (a-e) Laringoscopias mostrando a presença de pólipo vocal na borda livre do terço anterior ou médio da prega vocal.

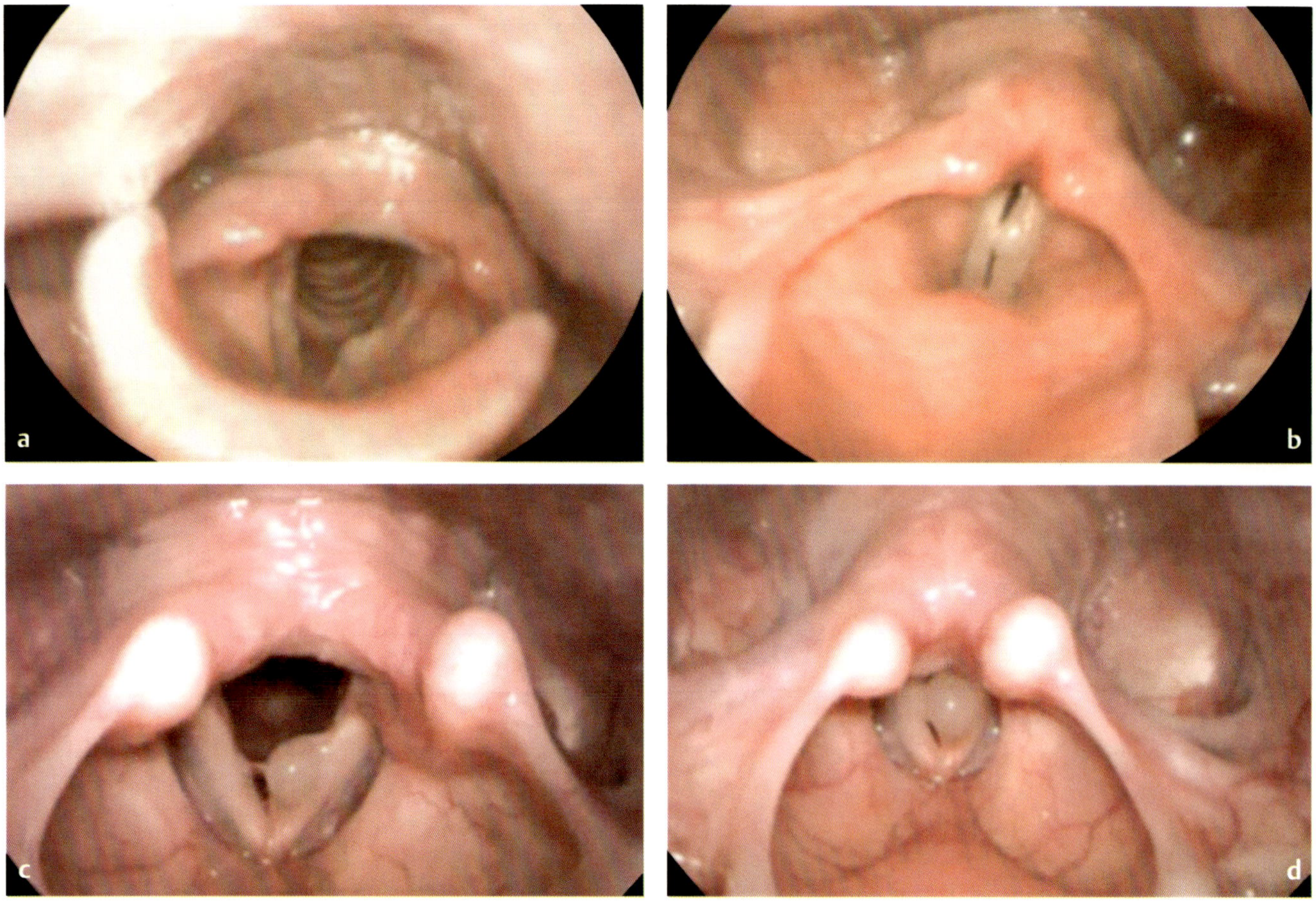

Fig. 5-3. (a-d) Laringoscopias mostrando cisto de retenção acometendo a borda livre do terço médio da prega vocal.

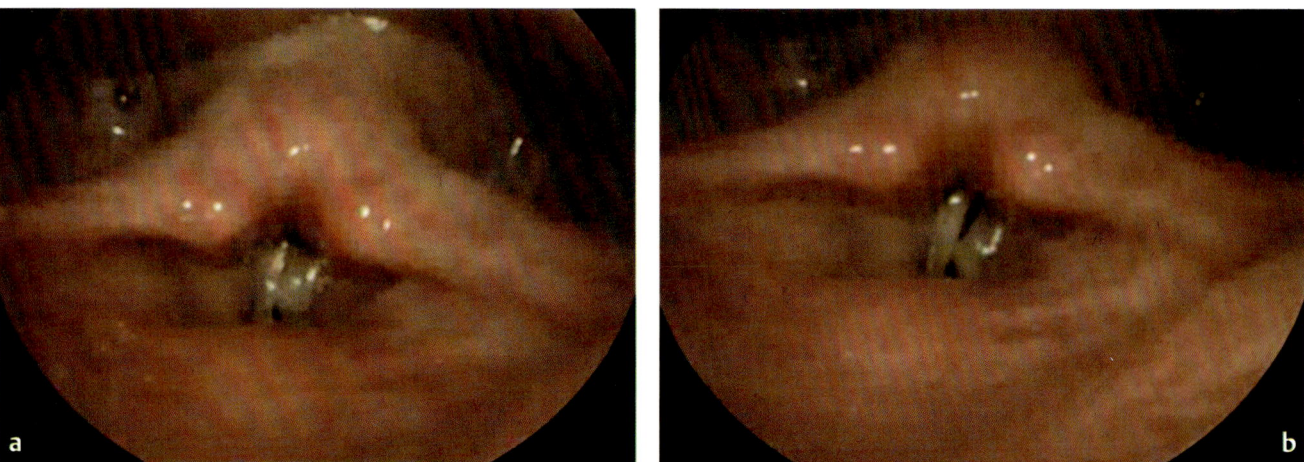

Fig. 5-4. (a-e) A laringoestroboscopia captura segmentos da onda mucosa de diversos ciclos vibratórios, compondo o movimento ondulatório das pregas vocais à fonação. Ao contrário dos nódulos, no caso de cistos, a mucosa que recobre a lesão perde sua capacidade vibratória, sendo conhecida por área silente. Com isso, a laringoestroboscopia permite fazer o diagnóstico diferencial entre nódulos bilaterais e cisto com reação contralateral. *(Continua.)*

CAPÍTULO 5 ▪ LESÕES INFLAMATÓRIAS LARÍNGEAS

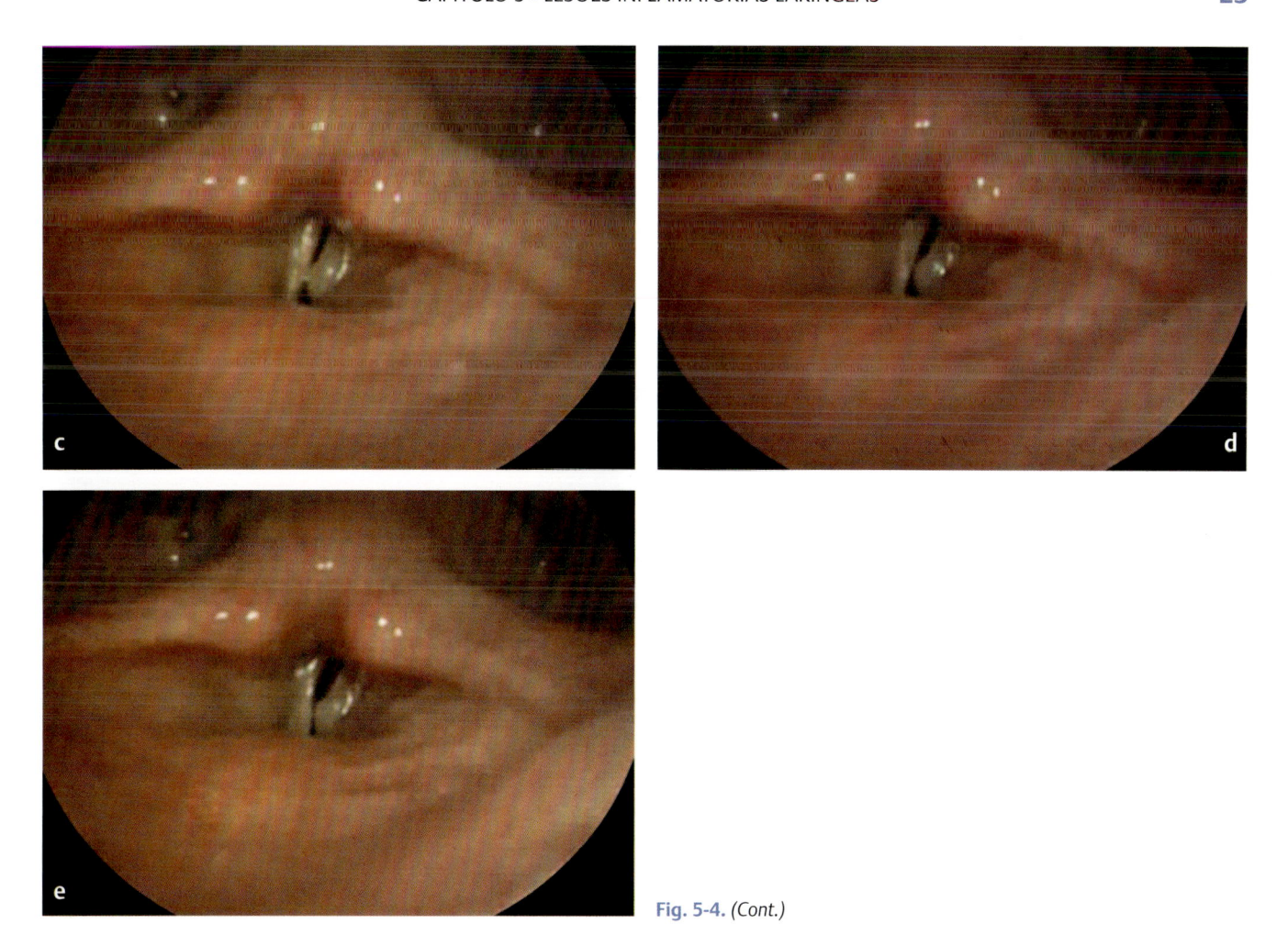

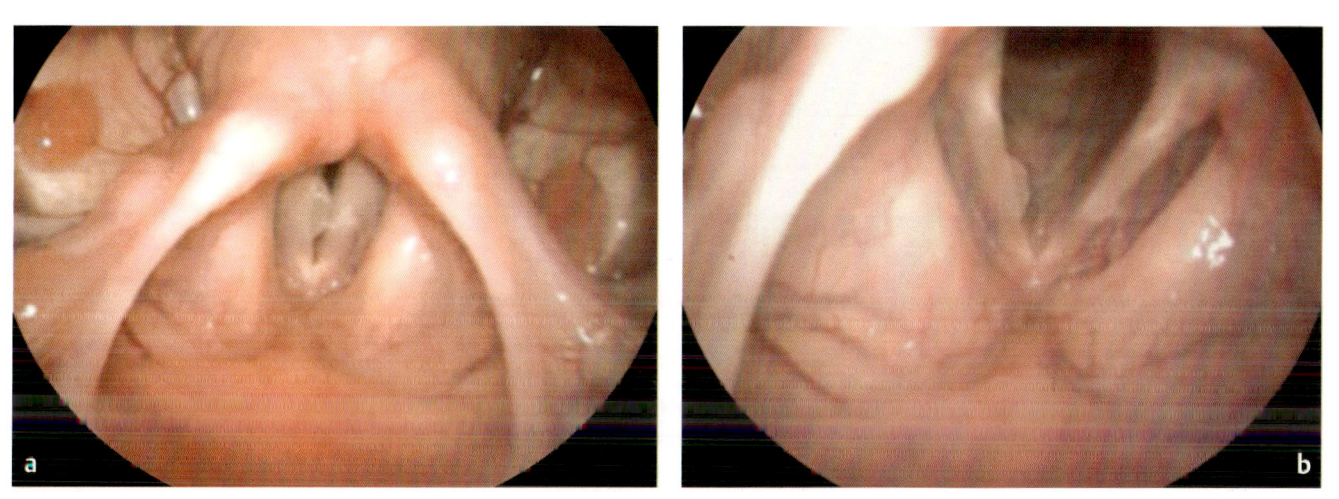

Fig. 5-4. *(Cont.)*

Fig. 5-5. *(a, b)* Laringoscopias mostrando pseudocisto de prega vocal direita com o aspecto de bolha contendo fluido transparente.

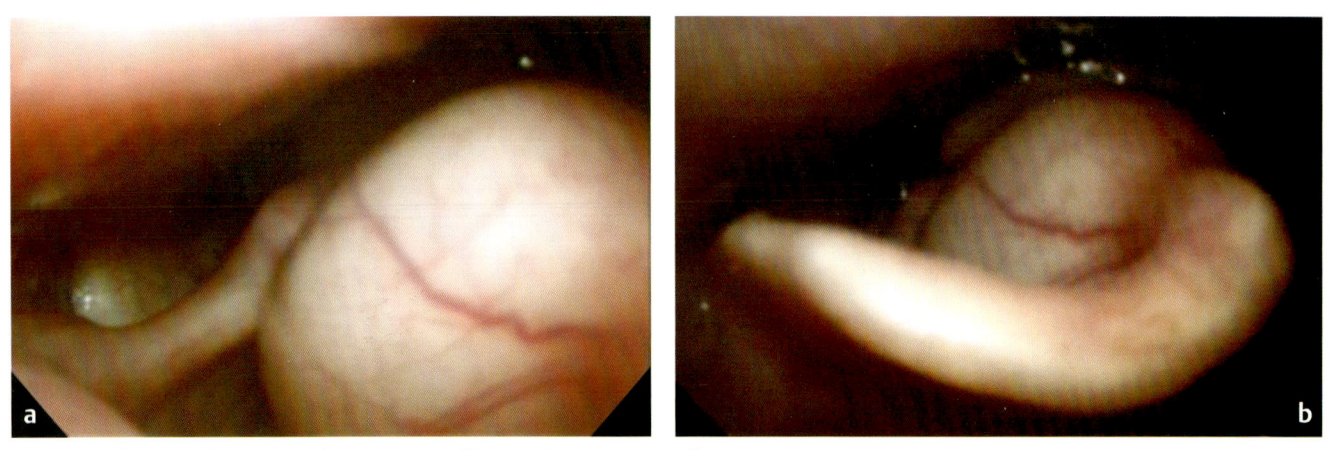

Fig. 5-6. (a, b) Cistos de retenção da região supraglótica podem tornar-se volumosos.

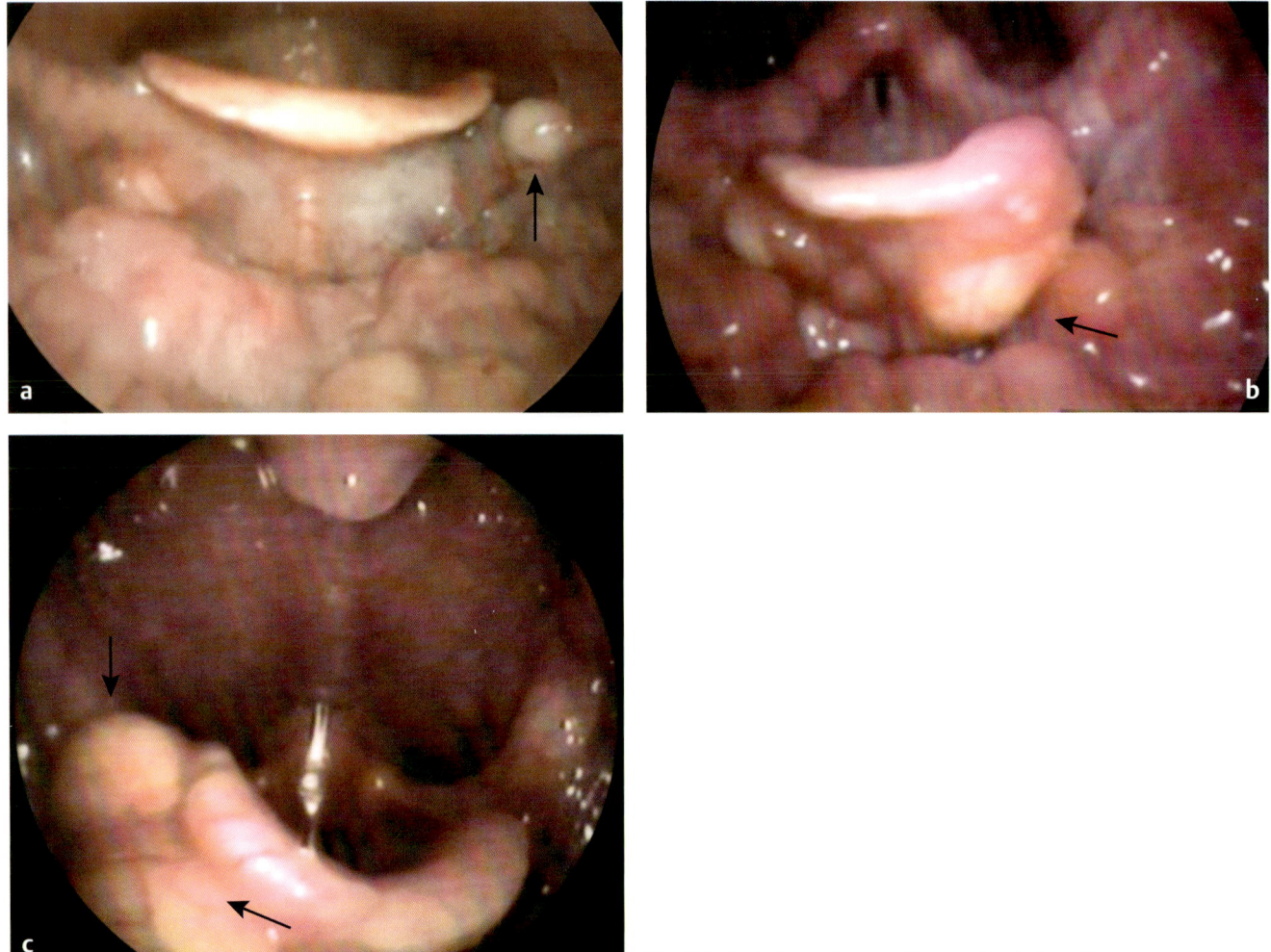

Fig. 5-7. (a-c) Cistos de retenção na valécula (setas).

CAPÍTULO 5 ▪ LESÕES INFLAMATÓRIAS LARÍNGEAS

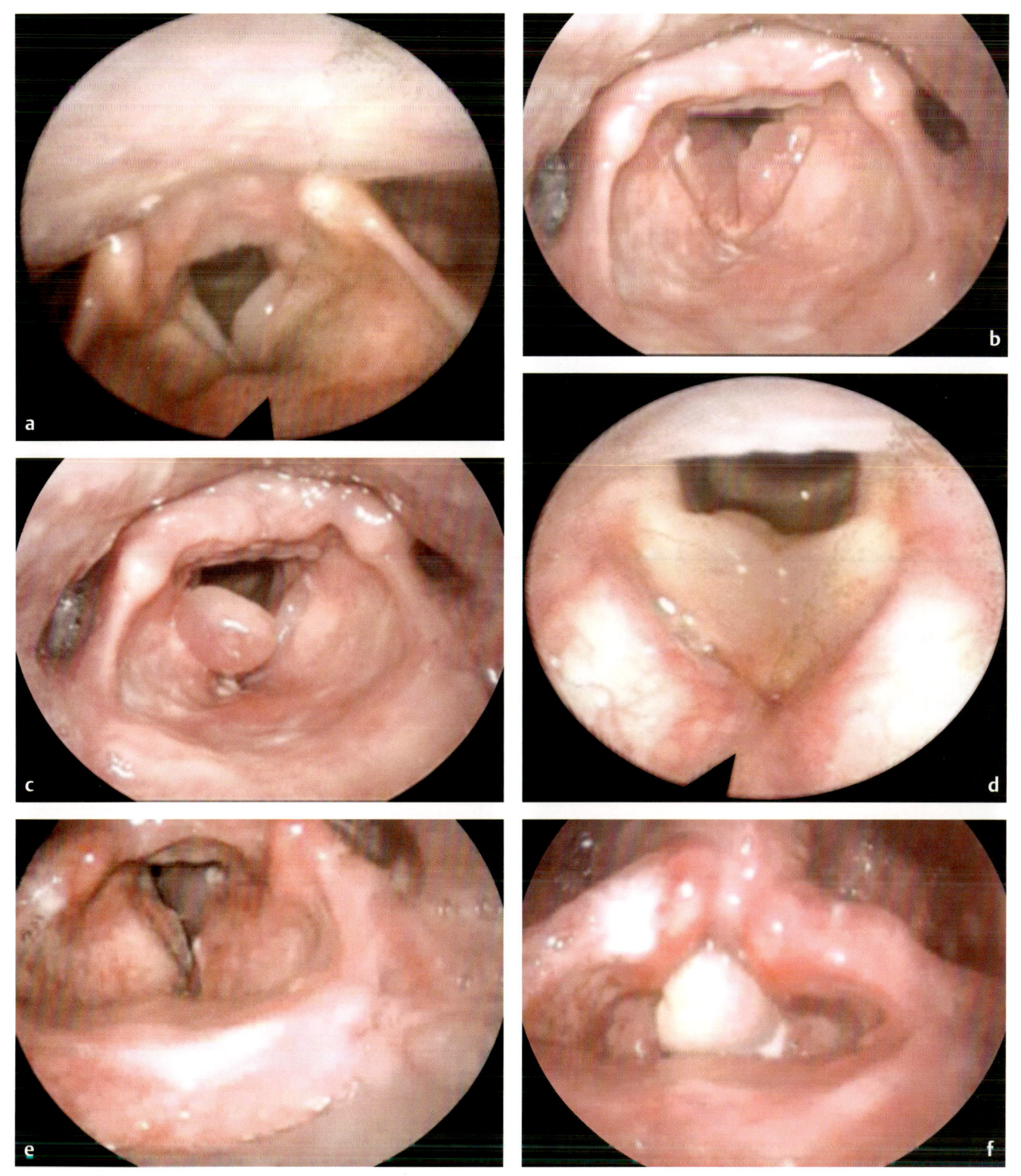

Fig. 5-8. (a-f) Laringoscopias mostrando edema da camada de Reinke de ambas as pregas vocais.

GRANULOMAS

Relaciona-se com o fator traumático e localiza-se na glote posterior, geralmente no processo vocal ou na face medial das aritenoides. Trata-se de tecido de granulação organizado, formado pela resposta a um processo cicatricial de superfície cruenta. Há três etiologias: intubação orotraqueal, refluxo laringofaríngeo e idiopática (por mecanismo de tensão musculoesquelética). Todas levam a trauma crônico na glote posterior. Tabagismo pode estar associado. Disfonia, fadiga vocal, pigarro e dor em fisgada na laringe costumam relatar-se de forma moderada e intermitente.

Uma situação particular é a formação de granuloma pós-injeção intracordal de pasta de teflon, como reação a corpo estranho. Às vezes pode-se desenvolver anos após o procedimento de injeção.

Já a **úlcera de contato** é uma lesão plana, escavada e de aspecto erosivo, com exposição da submucosa. O fator etiológico mais comumente associado é trauma na glote posterior. A laringoscopia mostra uma lesão ulcerada, uni ou bilateral. Quando por fonotrauma, localiza-se no processo vocal da aritenoide.

O exame laringoscópico mostra uma lesão de massa, habitualmente esbranquiçada, de superfície irregular e multilobulada. Granulomas costumam ser recobertos por epitélio.

A maioria dos pacientes melhora com a cessação dos fatores agressores (como o tabagismo) e o tratamento clínico, com o uso de corticoide sistêmico e medicação antirrefluxo, associando-se à fonoterapia quando há abuso vocal (Fig. 5-9).

FIBROSE

Na fibrose cicatricial, a prega vocal está rígida, branco-nacarada, sem brilho e com vascularização anômala. Pode ocorrer em qualquer porção da prega vocal. O bordo livre mostra irregularidade e ocorre fenda vocal irregular. A estroboscopia documenta bem a abolição ou a diminuição do padrão vibratório. A principal causa é pós-operatória. Outras causas são pós-intubação traqueal e após quadros infecciosos ou inflamatórios.

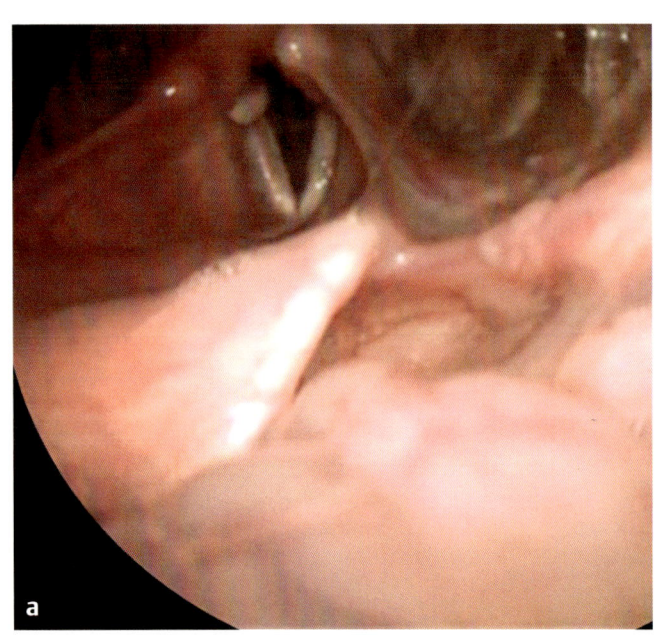

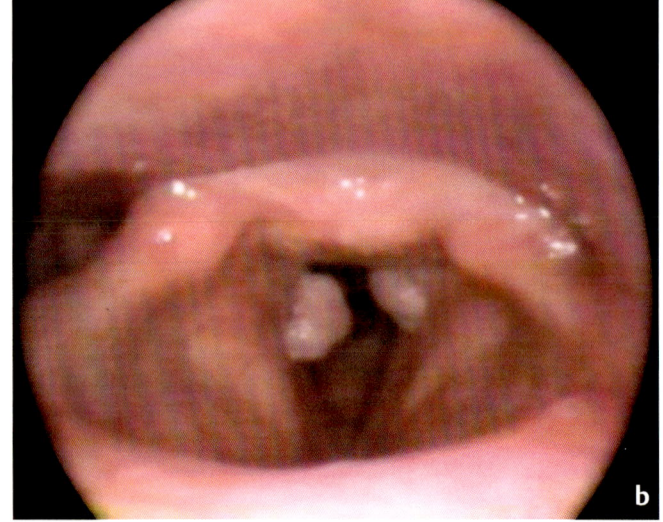

Fig. 5-9. (a-b) Granuloma. *(Continua.)*

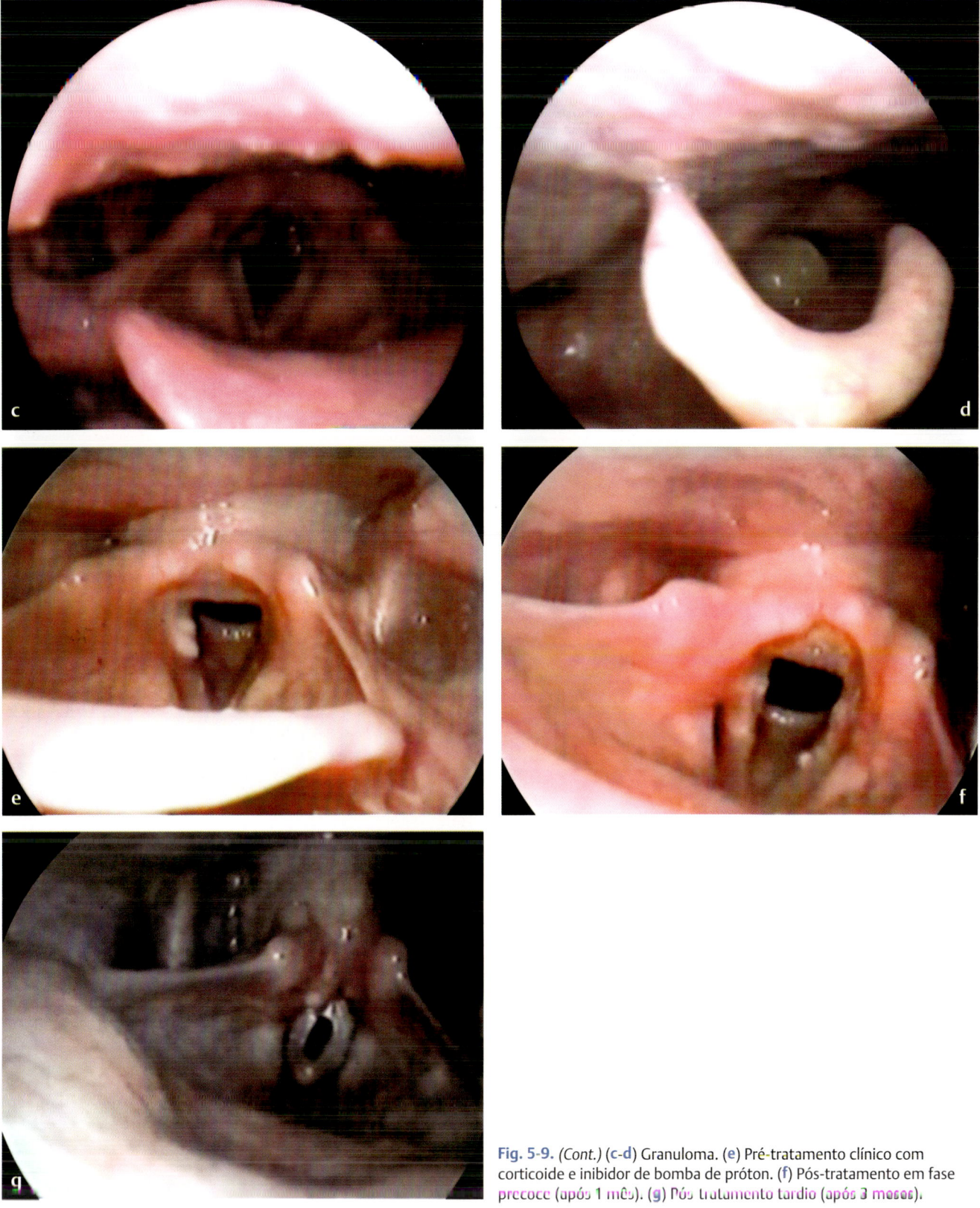

Fig. 5-9. *(Cont.)* **(c-d)** Granuloma. **(e)** Pré-tratamento clínico com corticoide e inibidor de bomba de próton. **(f)** Pós-tratamento em fase precoce (após 1 mês). **(g)** Pós-tratamento tardio (após 3 meses).

LESÕES ESTRUTURAIS MÍNIMAS

É um grupo de lesões que altera a estrutura tecidual das pregas vocais. Podem apresentar impacto sobre a função fonatória.

CISTO EPIDÉRMICO

O cisto epidérmico, intracordal ou de inclusão, derivado de crescimento interno de componente epitelial na lâmina própria, causado pelo fonotrauma do abuso/mau uso vocal, é esbranquiçado e abaúla os aspectos medial e cranial do terço médio da prega vocal. Pode ser congênito ou adquirido.

Limita-se por uma parede cística esférica, localizando-se no espaço de Reinke. Vasos capilares dilatados costumam ser observados confluindo em direção à lesão, no aspecto cranial da prega vocal, todavia, sem evidência de inflamação. Muitas vezes, no entanto, o aspecto é de discreto abaulamento da prega vocal, acompanhado de hiperemia da mucosa e ectasia vascular (Fig. 6-1).

Frequentemente provocam o surgimento de reação contralateral, ou seja, de nódulo simétrico na outra prega vocal. Isso dificulta o diagnóstico diferencial laringoscópico entre cisto com reação contralateral *vs.* nódulos bilaterais. A estroboscopia costuma auxiliar, demonstrando ausência ou redução do padrão vibratório na mucosa que recobre o cisto. Tal padrão costuma estar preservado quando se trata de nódulos.

Caso venha a romper-se, o cisto fistuliza. A laringoscopia mostra abaulamento superficial na lâmina própria e, eventualmente, um pequeno orifício pode ser identificado na face cranial ou na borda livre da prega vocal.

SULCO VOCAL E SULCO *VERGETURE*

Trata-se de uma invaginação da mucosa da prega vocal, paralela à borda e com diferentes extensões e profundidades. Costumam ser bilaterais e assimétricos. Possivelmente derivam de uma anomalia do 4º ou 6º arco branquial ou, então, de um cisto epidérmico que tenha rompido. Podem ser um achado ocasional de exame em pacientes assintomáticos, contudo, voz áspera e fadiga vocal são queixas comuns.

À laringoscopia, verificam-se: arqueamento das pregas vocais, fenda fusiforme e presença de depressão ou fenda longitudinal da borda livre. Pode ser extensa ou estar limitada a uma parte da porção membranosa da prega vocal.

O sulco *vergeture* é uma depressão linear ao longo da margem medial da prega vocal que não se estende ao ligamento vocal. Já o sulco vocal é uma invaginação focal do epitélio, profundamente aderida ao ligamento vocal ou insinuando-se através dele. Há outras classificações (Fig. 6-2).

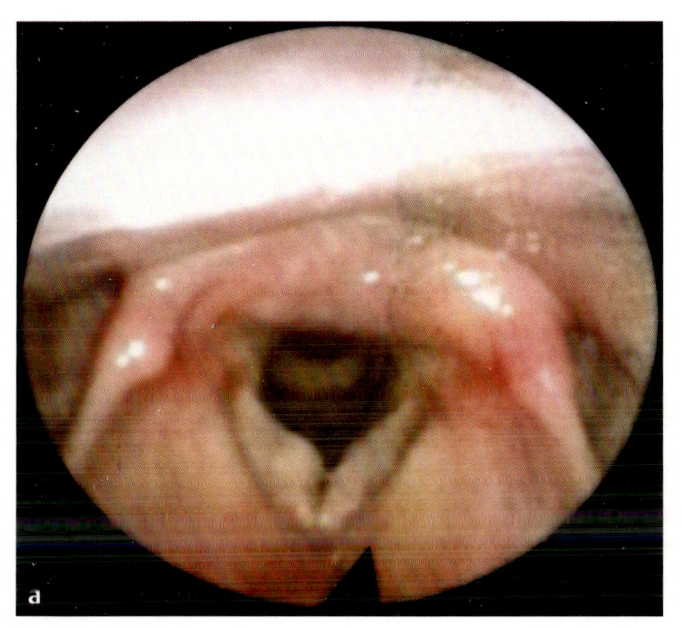

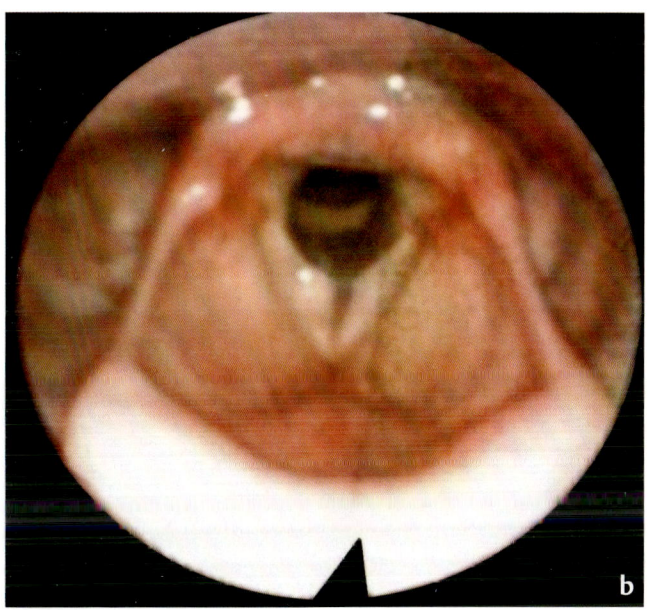

Fig. 6-1. (a, b) Ambas as laringoscopias mostram cisto epidérmico de terço médio de prega vocal direita.

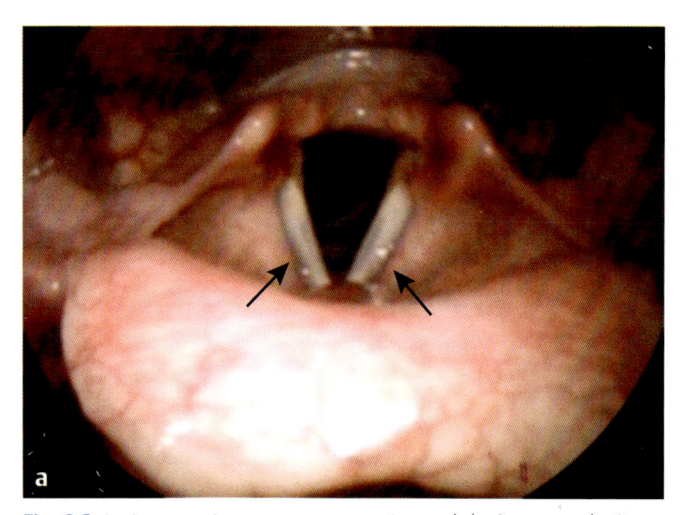

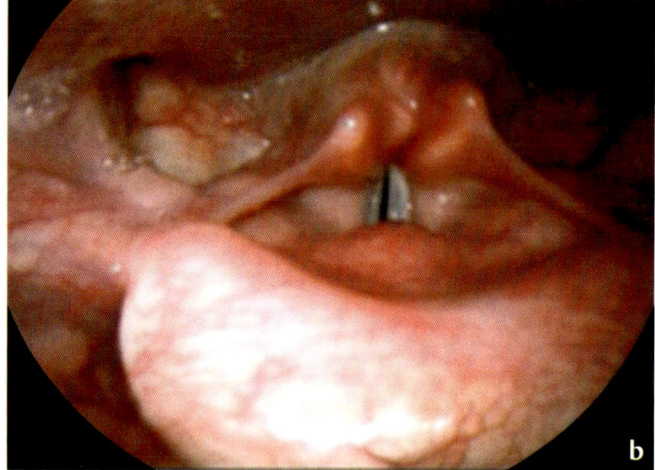

Fig. 6-2. Laringoscopias com pregas vocais em abdução e em adução, mostrando sulco vocal bilateral como depressões lineares ao longo da margem medial das pregas vocais.

PONTE MUCOSA

É uma alça mucosa totalmente epitelizada, com inserção anterior e posterior ao longo do eixo longitudinal da prega vocal, comumente localizada em seu terço médio. O diagnóstico por laringoscopia é raríssimo. Geralmente é um achado cirúrgico durante a laringoscopia de suspensão. Se localizados próximos à borda livre, pode ser evidenciada à fonação inspiratória.

MICRODIAFRAGMA LARÍNGEO

Também conhecido como *microweb*, é uma membrana mucosa milimétrica localizada junto à comissura anterior. Pode ser glótico ou infraglótico. Seu impacto vocal depende da espessura, rigidez e local de inserção. Em meninos, pode dificultar a muda vocal fisiológica, já que altera a proporção glótica. A voz pode ser tensa por maior ação dos músculos tireoaritenóideo e cricoaritenóideo. Costuma associar-se a nódulos vocais em decorrência da compressão medial para início da sonorização (Fig. 6-3).

ALTERAÇÕES VASCULARES

A rede vascular normal das pregas vocais apresenta arranjo paralelo ao eixo longitudinal. Nas laringites inflamatórias agudas, esses vasos desenvolvem congestão e dilatação. Assim, nas ectasias vasculares, varizes e telangiectasias, acontecem alterações da microvasculatura na porção vibratória, com hemorragias recorrentes ou mesmo efeito de massa. O padrão vibratório e o fechamento glótico podem sofrer repercussão. Há várias denominações e variações anatômicas que dependem dos autores e das sutis diferenças entre as lesões vasculares. Varizes, ectasias e angiodisgenesias costumam ser mencionados.

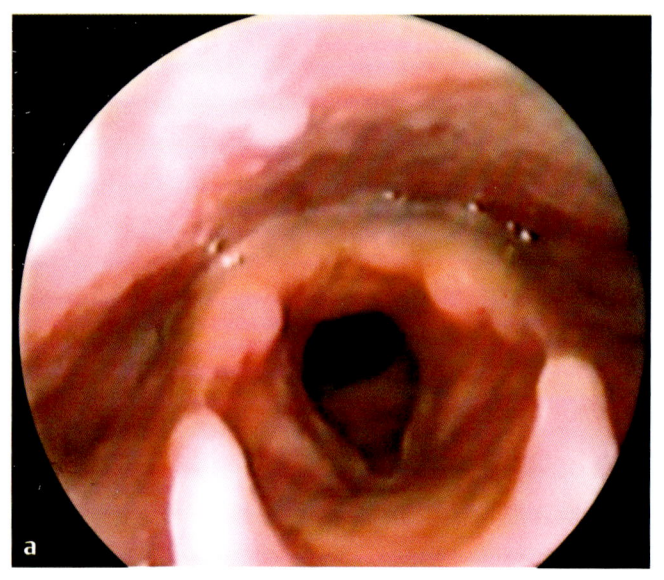

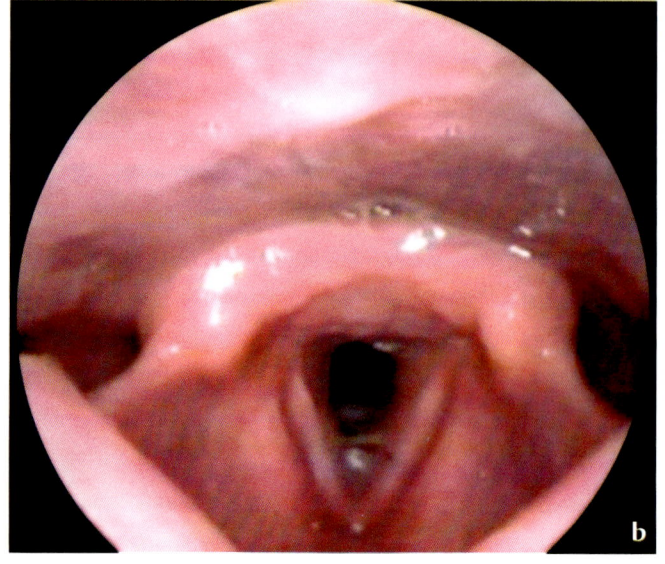

Fig. 6-3. (a, b) Laringoscopia exibindo a presença de diafragma laríngeo (*microweb*) junto à comissura anterior.

À laringoscopia, são notados capilares transversais junto à borda livre, sendo ainda aberrantes, tortuosos, com alterações segmentares e interrupções bruscas, modificações nos diâmetros, enovelamento difuso e formações aracnóideas. Frequentemente acompanham outras alterações estruturais mínimas (Fig. 6-4).

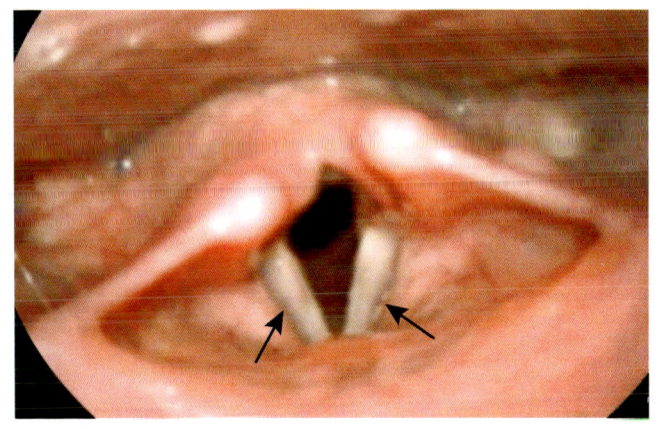

Fig. 6-4. Laringoscopia mostrando angiodisgenesia entre a borda livre e a face ventricular de ambas as pregas vocais, no terço médio.

TRAUMA LARÍNGEO

CLASSIFICAÇÃO

Trauma no complexo laringotraqueal pode classificar-se em fechado, penetrante, cáustico, térmico e iatrogênico. Pode resultar em comprometimento da via aérea e da voz.

EPIDEMIOLOGIA

Trauma cervical fechado, apesar da proteção mecânica proporcionada pela cartilagem tireóidea, pode evoluir com hematoma subepitelial na endolaringe. Ocorre por rompimento de vasos do espaço de Reinke. Pode ser visualizado transudato hemorrágico localizado ou difuso ao longo da prega vocal. À medida que o hematoma apresenta resolução, a coloração da mucosa torna-se amarelo-esverdeada em razão da conversão da hemoglobina em hemossiderina e biliverdina. Lesões vasculares podem predispor hematomas recorrentes.

Hemorragias podem, ainda, ocorrer em virtude de fonotrauma por abuso vocal importante, sobretudo quando tais lesões vasculares existem previamente. São um potencial desastre para cantores. Resolvem-se espontaneamente na maioria dos casos, contudo, organização de hematoma pode levar à fibrose definitiva (Fig. 7-1).

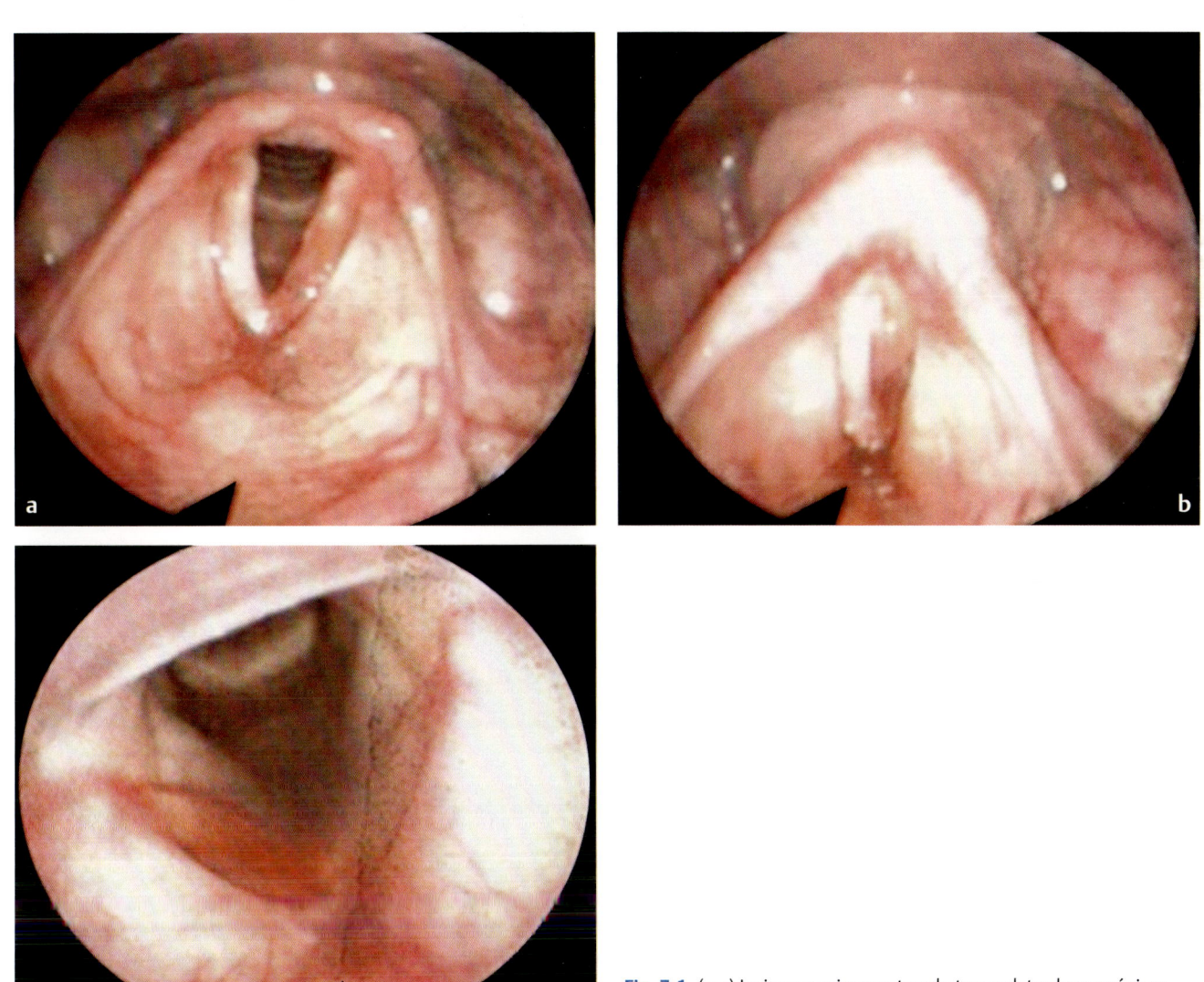

Fig. 7-1. (a-c) Laringoscopias mostrando transudatos hemorrágicos difusos em pregas vocais, após fonotrauma.

TRATAMENTO

No tratamento das lesões traumáticas, o paciente deve ser avaliado integralmente, visto que costuma ser vítima de politrauma, com repercussão ventilatória e hemodinâmica possivelmente associada. A prioridade inicial é garantir vias aéreas pérvias, por vezes com necessidade de traqueostomia ou mesmo cricotireoidostomia de urgência. O tratamento conservador pode ser preferido na ausência de dificuldade respiratória, laceração mínima da mucosa sem exposição da cartilagem, pequeno edema, fratura isolada da cartilagem tireóidea, pregas vocais com movimentos preservados e sem lesão das cartilagens aritenóideas (Fig. 7-2).

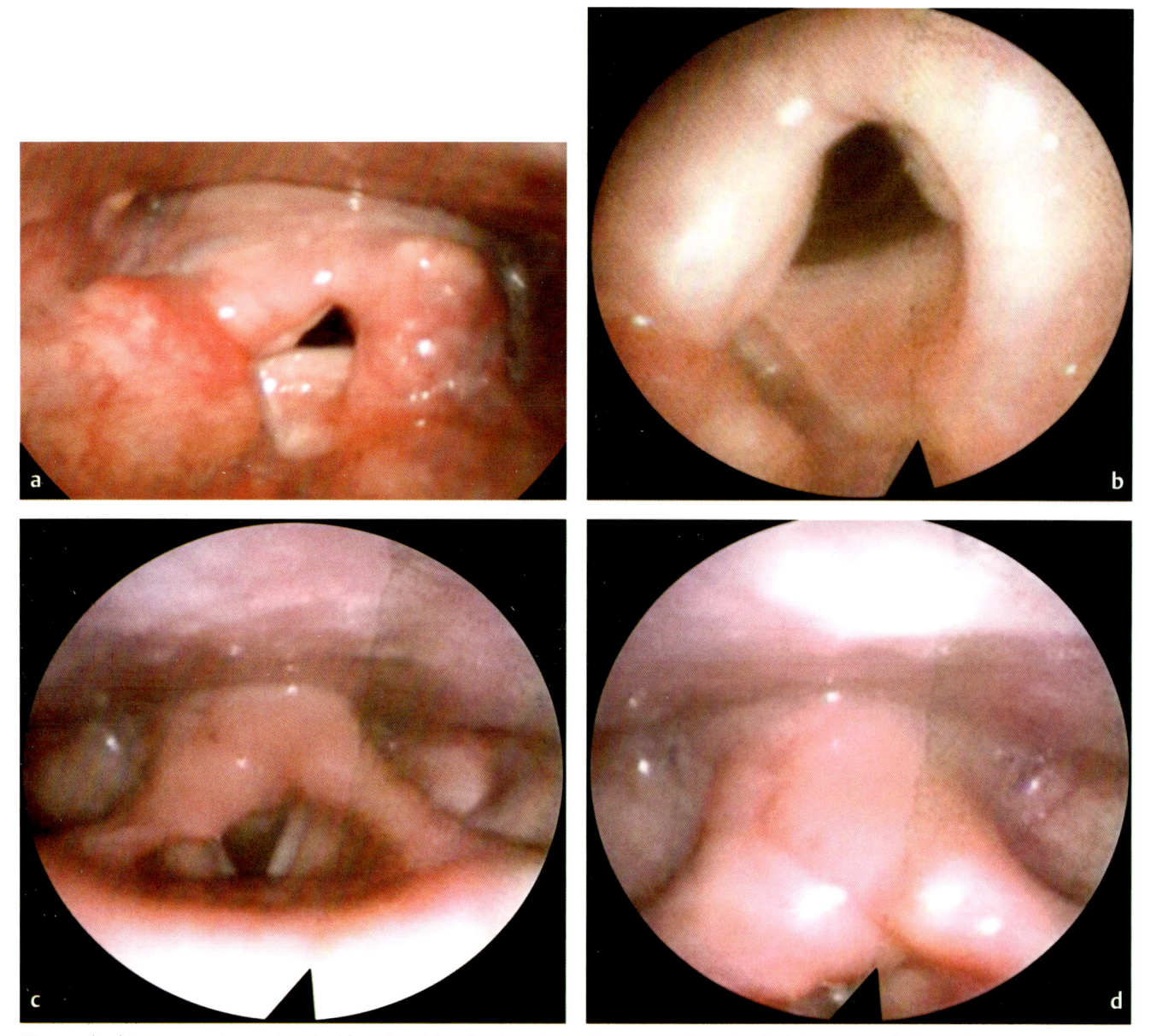

Fig. 7-2. (a-c) Laringoscopias mostrando diferentes distorções da anatomia laríngea em decorrência de trauma cervical fechado.

PAPILOMA

CAPÍTULO 8

DEFINIÇÃO
A papilomatose laríngea é uma doença causada pelo vírus HPV, que se caracteriza pela presença de lesões verrucosas epiteliais benignas, que podem ser sésseis ou pediculadas, únicas ou múltiplas, mas geralmente são recidivante. Essa proliferação epitelial comumente é causada pelos HPVs tipo 6 e 11, embora também existam relatos da possibilidade dos tipos 16 e 18, que são os que apresentam alto potencial de malignização.

EPIDEMIOLOGIA
A papilomatose laríngea pode manifestar-se sob duas formas, a forma agressiva e a não agressiva. Em crianças, é o tumor benigno da laringe mais comum e a segunda causa de disfonia. A forma agressiva caracteriza-se pela necessidade de 10 ou mais procedimentos cirúrgicos, 3 ou mais no período de 1 ano ou extensão da doença distal à infraglote, enquanto a forma não agressiva consiste na necessidade de menos de 10 procedimentos cirúrgicos, menos de 3 procedimentos no período de 1 ano ou ausência de acometimento distal à infraglote.

Na laringe, os locais mais frequentemente acometidos são pregas vocais, pregas vestibulares e epiglote. Fora desses, os sítios mais comuns são: lúmen do vestíbulo nasal, superfície nasofaríngea do palato mole, carina e brônquios. À laringoscopia, são lesões vegetantes pedunculadas, de aspecto verrucoso, com projeções de epitélio não queratinizadas, apoiadas em um estroma de tecido conjuntivo altamente vascularizado. Existe uma predileção por zonas de junção epitélio-colunar, como as margens livres das pregas vocais ou em locais onde ocorra metaplasia local iatrogênica. Isso ocorre, por exemplo, após uma traqueostomia, em que se cria uma zona de transição, permitindo que as lesões se difundam por toda a árvore traqueobrônquica, podendo atingir, inclusive, o parênquima pulmonar.

TRATAMENTO
O tratamento é cirúrgico, por laringoscopia de suspensão e remoção de todo o acometimento possível, lembrando tratar-se de lesão superficial. Formas recorrentes devem ser abordadas com associação ao uso de antivirais (Fig. 8-1).

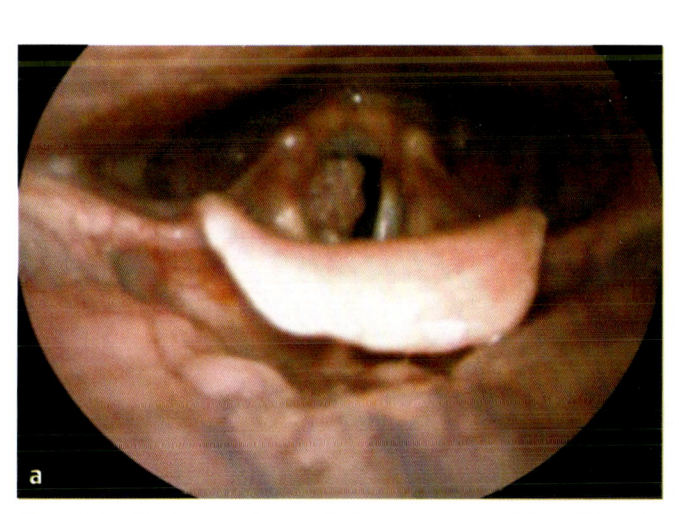

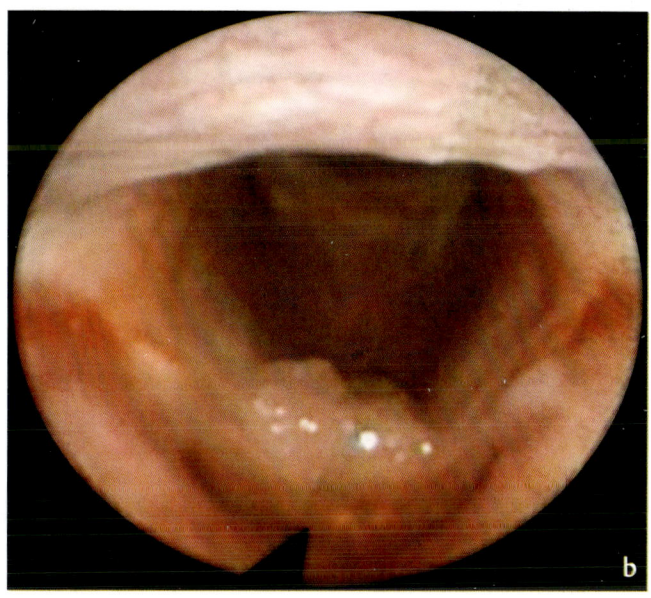

Fig. 8-1. (a-e) Laringoscopias com lesões verrucosas múltiplas típicas do papiloma laríngeo. *(Continua.)*

Fig. 8-1. *(Cont.)*

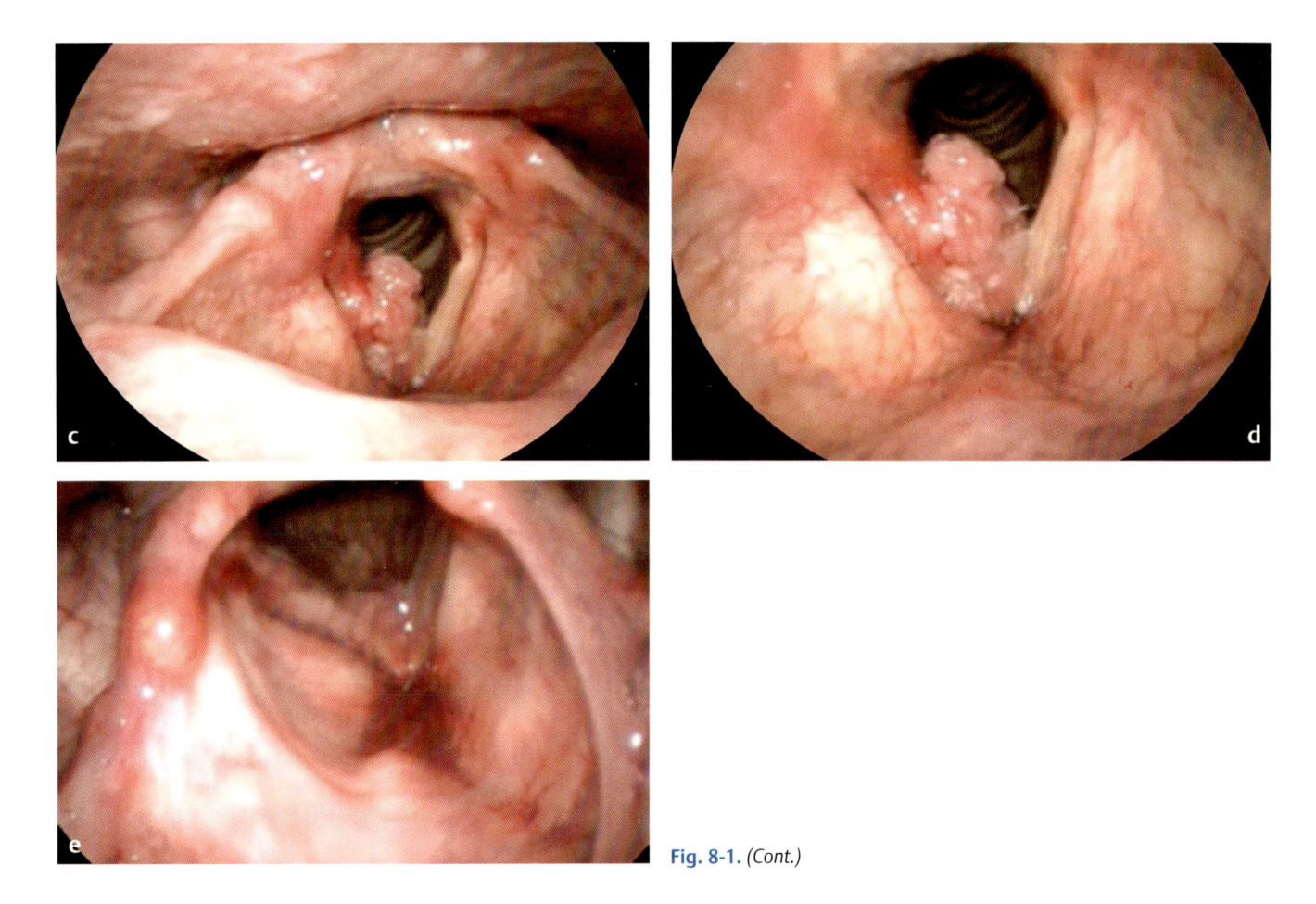

LEUCOPLASIA

DEFINIÇÃO

Leucoplasia é uma lesão mucosa branca, em forma de mancha ou placa, não destacável, que não tem diagnóstico definido, ou seja, não pode ser caracterizada, clinicamente, como outra doença. Assim, a análise histopatológica é fundamental para definir sua natureza. É considerada uma lesão pré-maligna e, juntamente com a laringite crônica hiperplásica e a eritroplasia, faz parte das lesões intraepiteliais escamosas, que correspondem ao espectro de alterações histopatológicas na transição do epitélio normal para carcinoma epidermoide. São mais frequentes na população adulta e afetam mais homens.

EPIDEMIOLOGIA

Acometem, principalmente, as pregas vocais. Lesões originadas ou com extensão para a face ventricular da prega vocal são menos comuns e as comissuras raramente são acometidas. São bilaterais em dois terços dos casos. Podem ter limites definidos e ser exofíticas. Podem, ainda, ser predominantemente planas e difusas. Quando associadas à ulceração ou eritroplasia, há maior risco de malignidade. A ocorrência preferencial no epitélio das pregas vocais leva a manifestações clínicas precoces, principalmente a disfonia persistente.

Pela classificação de lesões laríngeas pré-malignas da Organização Mundial da Saúde, são divididas em: hiperplasia de células escamosas; displasia (leve, moderada e grave); e carcinoma *in situ*. Já a Classificação Ljubljana considera: lesões reativas com risco mínimo de progressão para carcinoma invasivo (hiperplasia escamosa e hiperplasia basal/parabasal); lesões potencialmente malignas (hiperplasia atípica); e lesões malignas (carcinoma *in situ*). O potencial de transformação de leucoplasia laríngea em carcinoma gira em torno de 6 a 7%, sendo maior entre as displasias de maior grau.

A laringoestroboscopia pode ser empregada para melhor visibilização do padrão vibratório da mucosa da prega vocal. Comprometimento deste padrão pode indicar o acometimento do espaço de Reinke, sugerindo um caráter mais infiltrativo e, portanto, maior risco de neoplasia invasiva (Fig. 9-1).

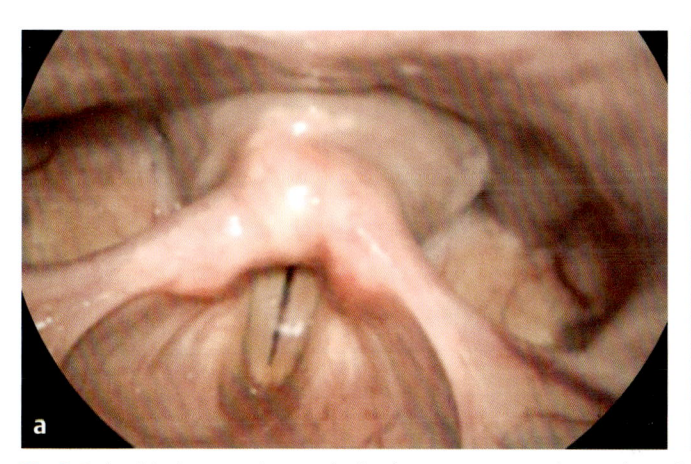

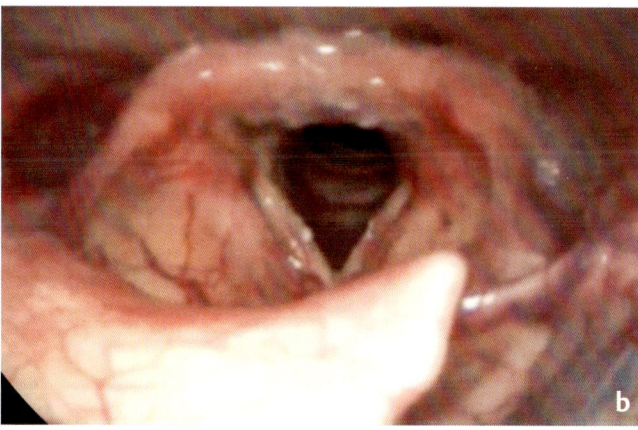

Fig. 9-1. (a-e) Laringoscopias com lesões brancas, em mancha ou placa, de borda livre de pregas vocais, não removíveis. *(Continua.)*

Fig. 9-1. *(Cont.)*

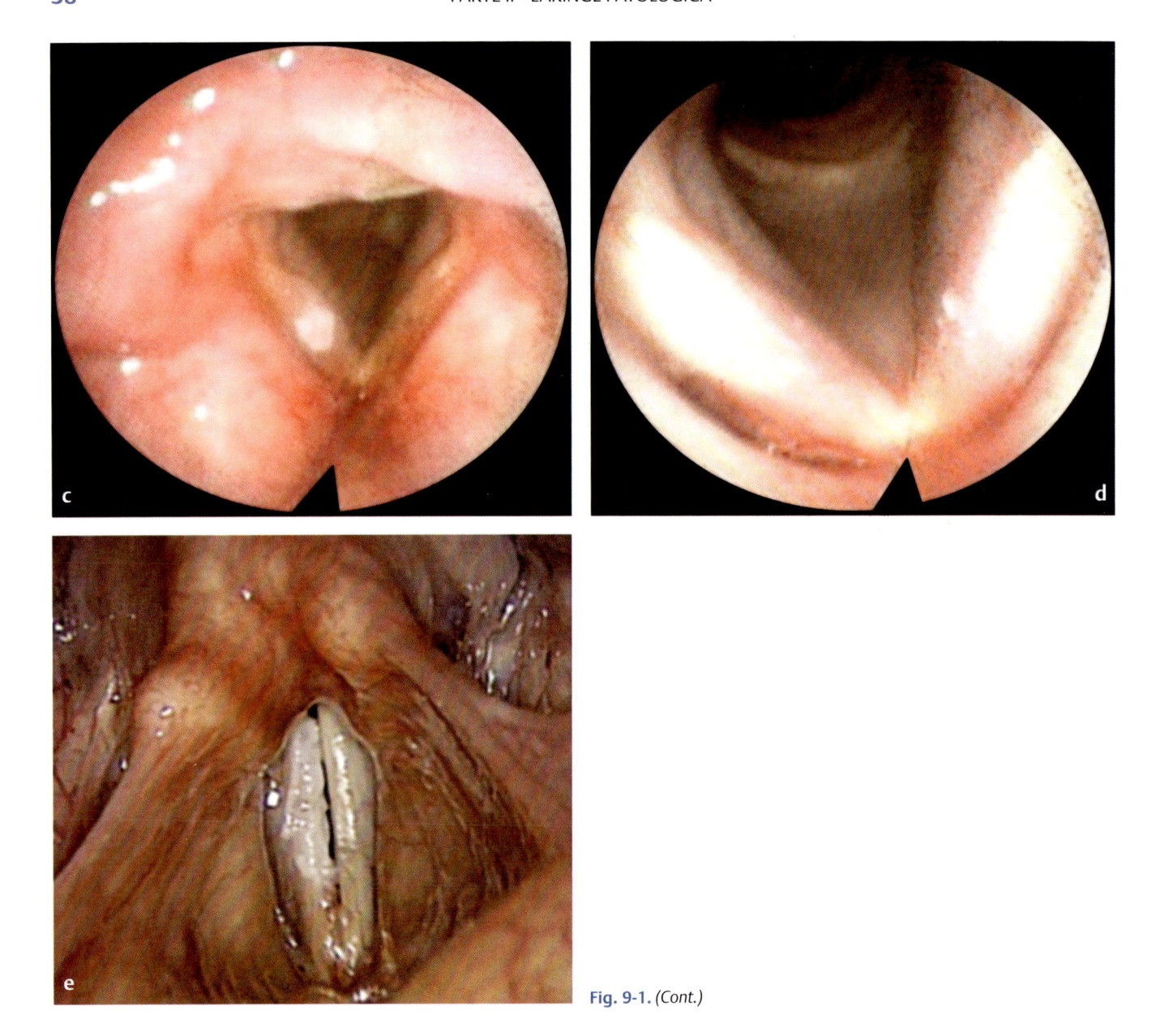

CÂNCER

CAPÍTULO 10

EPIDEMIOLOGIA

Mais de 90% dos cânceres de laringe é carcinoma epidermoide (espinocelular ou de células escamosas). O estadiamento da lesão depende dos achados da laringoscopia, palpação cervical em busca de linfonodomegalia e realização de métodos de imagem, como a tomografia computadorizada, e é essencial para a determinação das bases do tratamento mais adequado e determinação do prognóstico.

DIAGNÓSTICO CLÍNICO

Os tumores da laringe são estadiados por meio do exame clínico e de métodos de imagem e, particularmente, o tumor primário (T) pela laringoscopia. Um exame laríngeo completo e detalhado é a base de toda a avaliação do paciente com queixas vocais.

CLASSIFICAÇÃO TNM

Segundo a Classificação TNM, os tumores primários (T) da laringe são assim classificados clinicamente:

- *TX:* o tumor primário não pode ser avaliado.
- *T0:* não há evidência de tumor primário.
- *Tis:* carcinoma *in situ*.

SUPRAGLOTE

- *T1:* tumor limitado a uma sublocalização anatômica da supraglote, com mobilidade normal da prega vocal (Fig. 10-1).

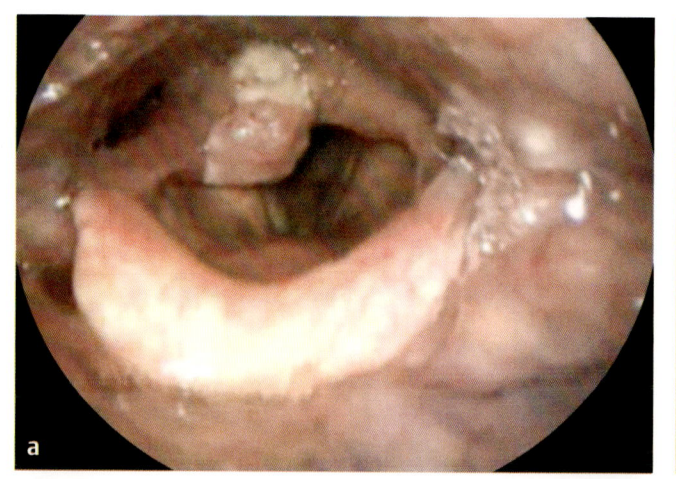

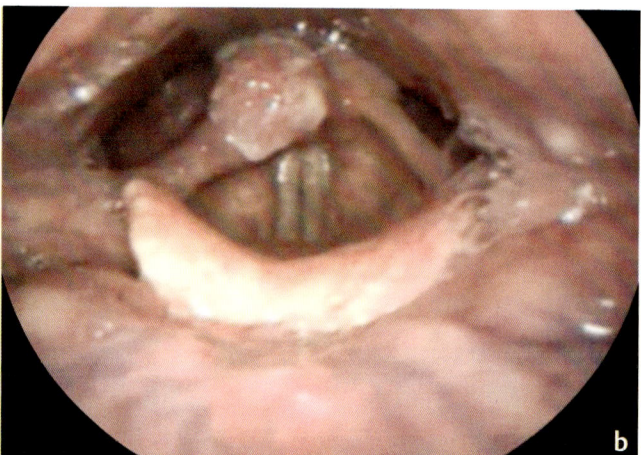

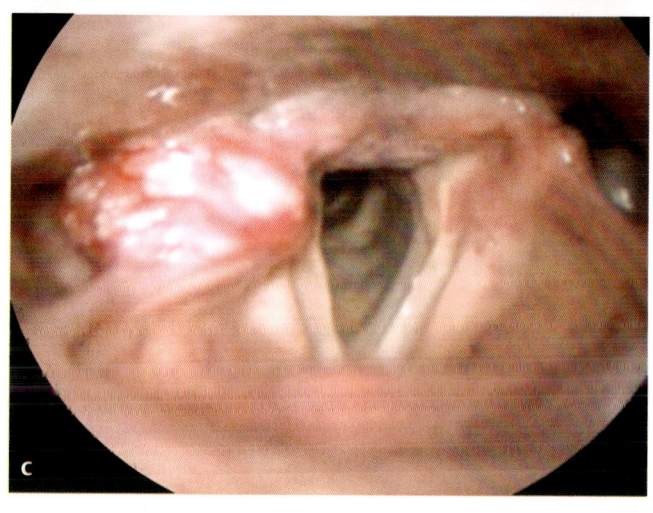

Fig. 10-1. Tumores da supraglote estadiados como T1 acometem somente um subsítio supraglótico, como a aritenoide (**a, b**) ou a prega ariepiglótica (**c**). As pregas vocais apresentam sua mobilidade preservada.

- *T2:* tumor que invade a mucosa de mais de uma sublocalização anatômica adjacente da supraglote ou a glote ou região externa à supraglote (p. ex., a mucosa da base da língua, a valécula, a parede medial do recesso piriforme), sem fixação da laringe (Fig. 10-2).
- *T3:* tumor limitado à laringe com fixação da prega vocal e/ou invasão de qualquer uma das seguintes estruturas: área pós-cricóidea, tecidos pré-epiglóticos, espaço paraglótico e/ou com erosão mínima da cartilagem tireóidea (p. ex., córtex interna) (Fig. 10-3).
- *T4a:* tumor que invade toda a cartilagem tireoide e/ou estende-se aos tecidos além da laringe, por exemplo, traqueia, partes moles do pescoço, incluindo músculos profundos/extrínsecos da língua (genioglosso, hioglosso, palatoglosso e estiloglosso), alça muscular, tireoide e esôfago.
- *T4b:* tumor que invade o espaço pré-vertebral, estruturas mediastinais ou adjacente à artéria carótida.

GLOTE

- *T1:* tumor limitado à(s) prega(s) vocal(ais) (pode envolver a comissura anterior ou posterior), com mobilidade normal da(s) prega(s).
  - T1a: tumor limitado a uma prega vocal (Fig. 10-4).
  - T1b: tumor que envolve ambas as pregas vocais (Fig. 10-5).
- *T2:* tumor que se estende à supraglote e/ou infraglote e/ou com mobilidade diminuída da prega vocal (Fig. 10-6).
- *T3:* tumor limitado à laringe, com fixação da prega vocal e/ou que invade o espaço paraglótico e/ou com erosão mínima da cartilagem tireoide (p. ex., córtex interna) – (Fig. 10-7).
- *T4a:* tumor que invade completamente a cartilagem tireóidea ou estende-se aos tecidos além da laringe, por exemplo, traqueia, partes moles do pescoço, incluindo músculos profundos/extrínsecos da língua (genioglosso, hioglosso, palatoglosso e estiloglosso), alça muscular, tireoide e esôfago.
- *T4b:* tumor que invade o espaço pré-vertebral, estruturas mediastinais ou adjacente à artéria carótida.

INFRAGLOTE

- *T1:* tumor limitado à infraglote (Fig. 10-8).
- *T2:* tumor que se estende à(s) prega(s) vocal(ais), com mobilidade normal ou reduzida.
- *T3:* tumor limitado à laringe, com fixação da prega vocal.
- *T4a:* tumor que invade a cartilagem cricóidea ou tireóidea e/ou estende-se a outros tecidos além da laringe, por exemplo, traqueia, partes moles do pescoço, incluindo músculos profundos/extrínsecos da língua (genioglosso, hioglosso, palatoglosso e estiloglosso), tireoide e esôfago.
- *T4b:* tumor que invade o espaço pré-vertebral, estruturas mediastinais ou adjacente à artéria carótida.

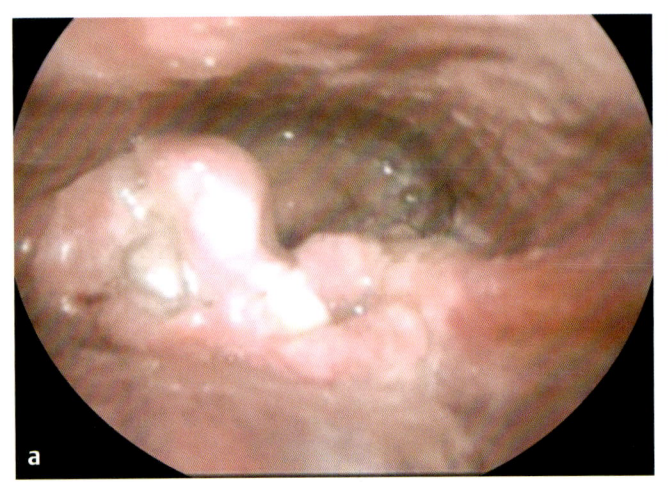

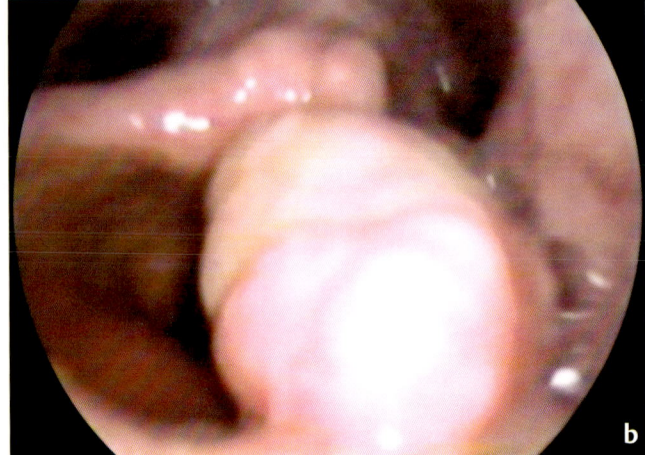

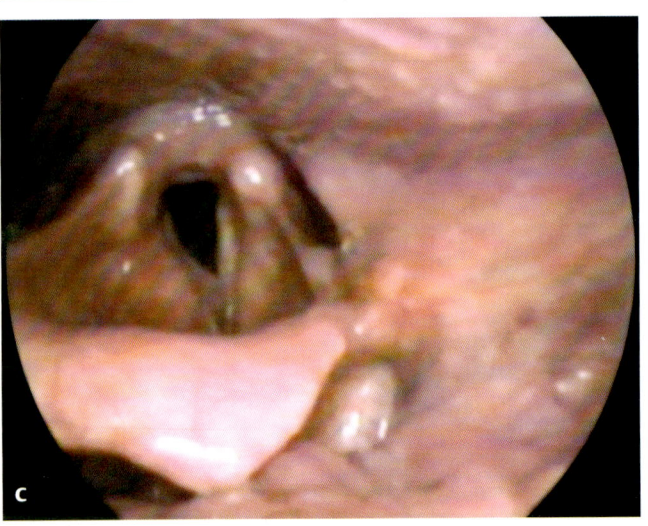

Fig. 10-2. Tumor T2 de supraglote atinge mais de uma localização adjacente, ainda com preservação de mobilidade das pregas vocais, como nos exemplos: (a) epiglote, prega vestibular e aritenoide direitas; (b) prega ariepiglótica e prega vestibular à esquerda; e (c) prega vestibular e ventrículo à direita.

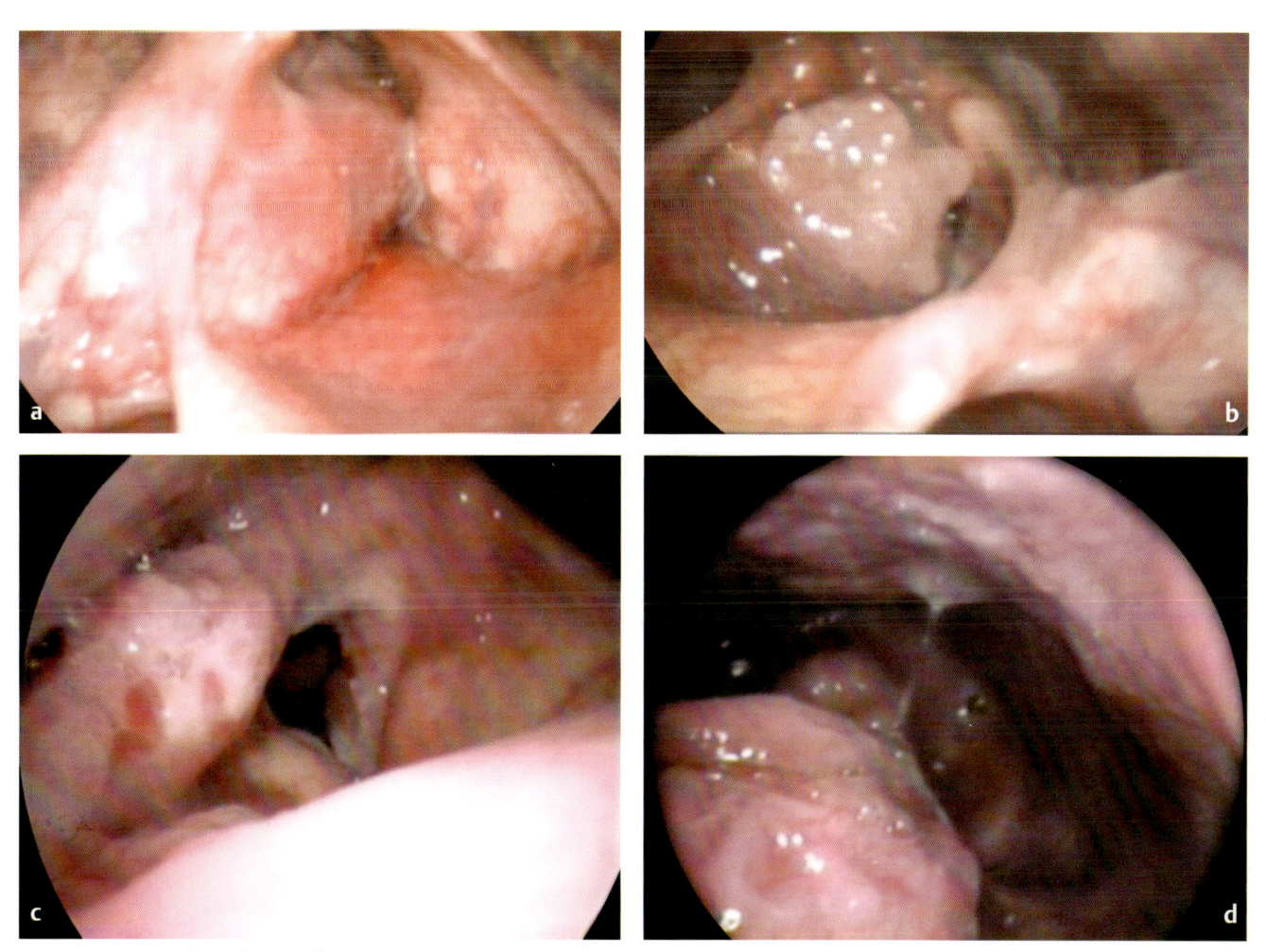

Fig. 10-3. Tumores de T3 de supraglote são mais extensos e profundos: (**a**) prega vestibular e parede medial do recesso piriforme direito, com ampla infiltração do espaço paraglótico, resultando de paralisia da hemilaringe; (**b**) prega vestibular, ventrículo e prega vocal, com paralisia da prega vocal à direita; (**c**) prega ariepiglótica, aritenoide e parede medial e ápice do recesso piriforme à direita, também com paralisia; observe que há uma segunda lesão, sem continuidade com a primeira, de prega vocal esquerda; (**d**) epiglote em ambas as faces (lingual e laríngea) e infiltração maciça do espaço pré-epiglótico.

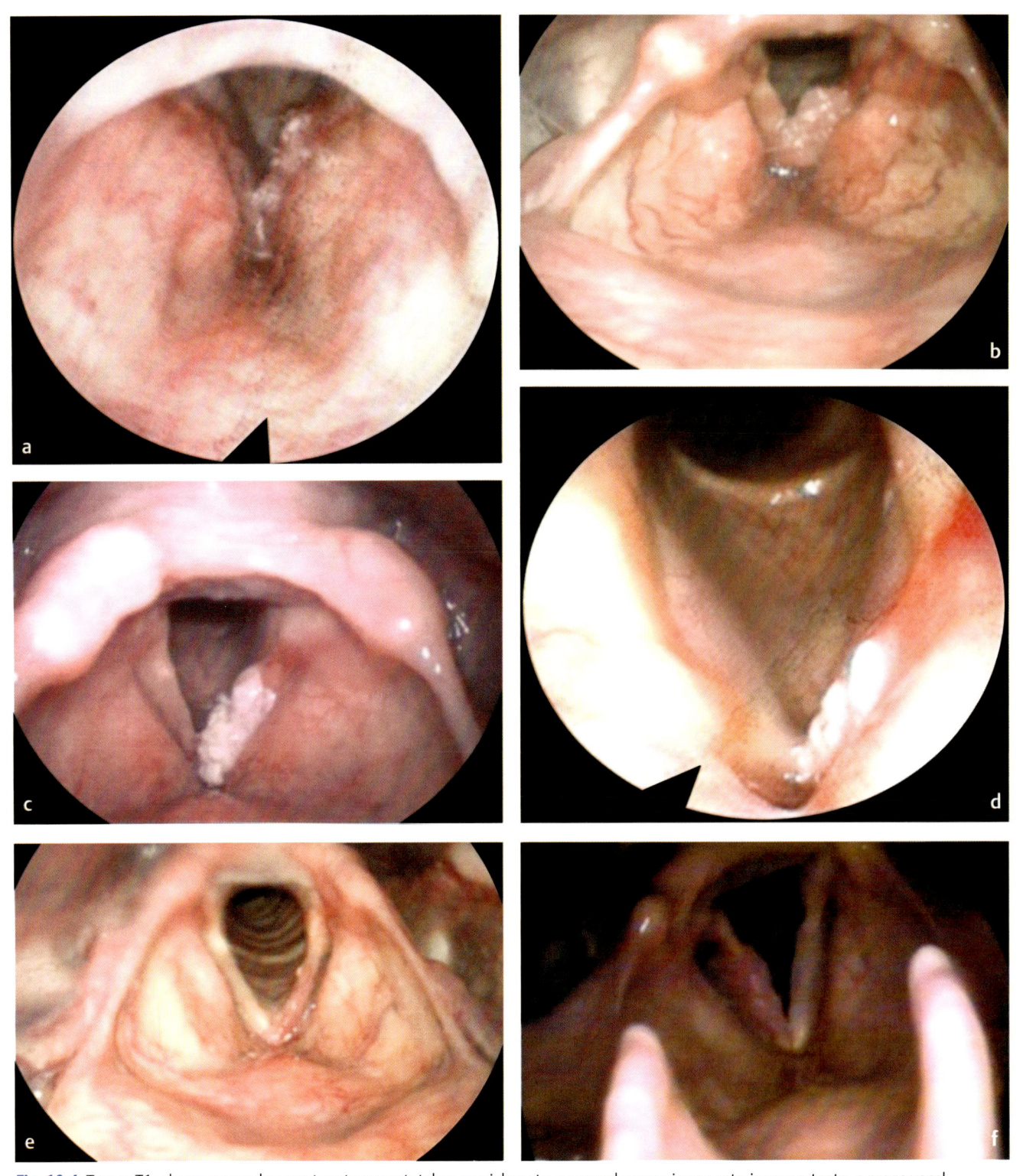

Fig. 10-4. Tumor T1a de prega vocal acomete esta prega total ou parcialmente, poupando a comissura anterior e, portanto, a prega vocal contralateral. As demais estruturas anatômicas estão livres de doença e a mobilidade das pregas vocais está preservada. (**a-e**) Lesão de prega vocal esquerda; (**f**) lesão em prega direita.

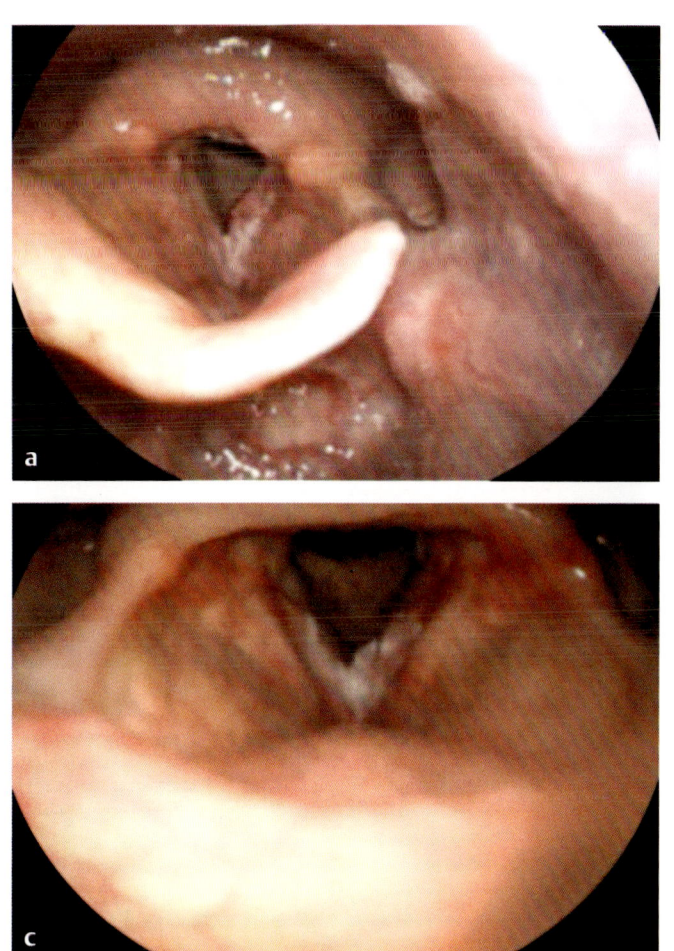

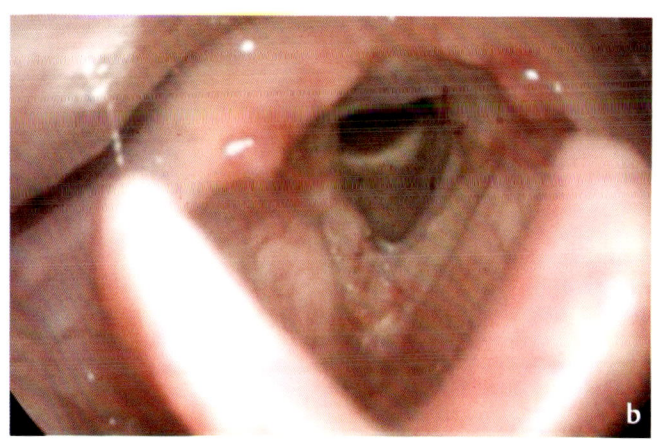

Fig. 10-5. (a-c) Tumores T1b de prega vocal envolvem ambas as pregas vocais e, portanto, passam pela comissura anterior, podendo infiltrá-la em profundidade ou não. **(c)** É tipicamente da comissura anterior, acometendo ambas as pregas vocais em extensões semelhantes. Na ausência de pericôndrio interno junto à inserção das pregas vocais no tendão de Broyles na comissura anterior, esta é uma área de fraqueza à disseminação tumoral. Assim, muitas vezes, o estadiamento definitivo é estabelecido após a associação com exame de imagem (tomografia computadorizada ou ressonância magnética). Assim, um caso estadiado inicialmente como T1b à laringoscopia, pode "tornar-se" um caso T4a se houver invasão da cartilagem tireóidea.

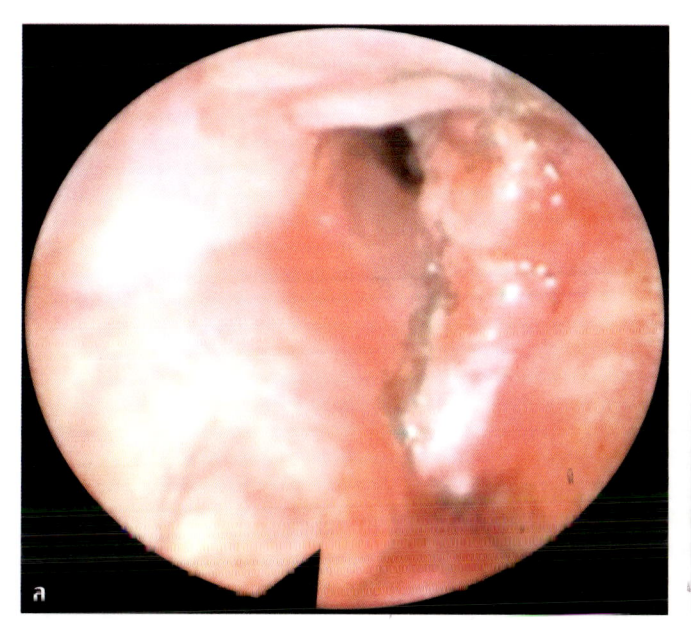

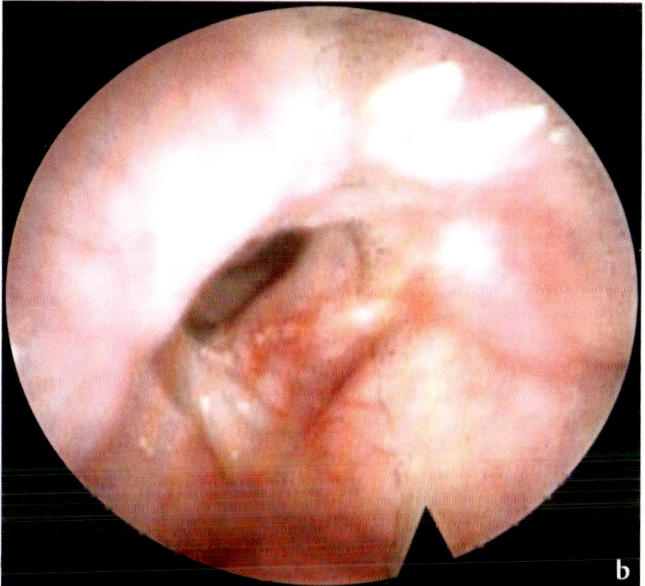

Fig. 10-6. Tumores glóticos T2 podem, a partir da prega vocal acometido, infiltrar cranialmente estruturas supraglóticas (mais frequente, como é o caso da figura **a**) ou caudalmente a infraglote (menos comum, como ocorreu no caso da figura **b**). A mobilidade das pregas vocais está preservada ou apenas diminuída, diminuição esta que pode ser resultante do efeito do volume tumoral.

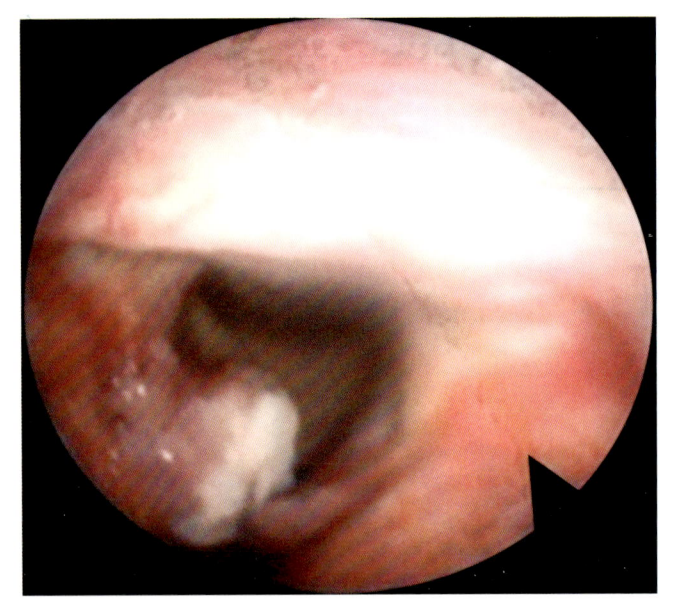

Fig. 10-7. O achado típico dos tumores T3 de prega vocal é a paralisia da prega, devido à sua infiltração profundida para o espaço paraglótico.

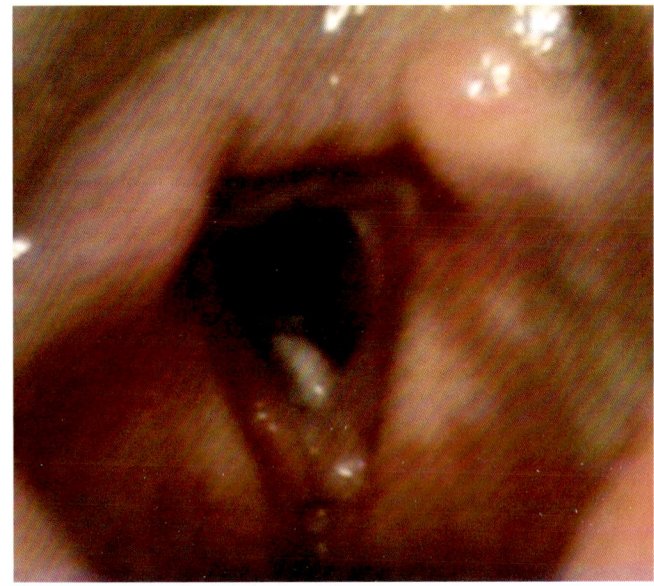

Fig. 10-8. Tumores de infraglote são raros, correspondendo a cerca de 1% dos cânceres da laringe. Sendo oligossintomáticos, costumam ser diagnosticados mais tardiamente.

TRATAMENTO

Cordectomia

Trata-se da remoção de uma prega vocal, inicialmente realizada por meio de laringofissura pela cartilagem tireóidea (linha média) e, atualmente, tendo como via de eleição a endoscópica, com o uso de laringoscópios de suspensão e auxílio de microscópio acoplado ao *laser* de CO_2. A reconstrução da prega vocal removida não é necessária na maioria dos casos.

Laringectomia Frontolateral

Consiste na excisão da comissura anterior por meio de uma ressecção da quilha da cartilagem tireóidea. Está indicada nos tumores infiltrativos de prega vocal que acometem desde o processo vocal da cartilagem aritenóidea até a comissura anterior. A prega vocal deve estar móvel. Está indicado em tumores T1b e T2 selecionados (Fig. 10-9).

Laringectomia Horizontal Supraglótica

É a técnica cirúrgica para tumores da região supraglótica e valécula, em que são removidas as estruturas acima da glote, incluindo ventrículos, bandas ventriculares, epiglote, espaço pré-epiglótico e valéculas. Nos pacientes submetidos à radioterapia pré ou pós-operatória, o processo de reabilitação da deglutição pode ser retardado, assim como quando é ressecada porção da base da língua, cartilagem aritenóidea ou parede medial do recesso piriforme. Está indicada para tumores malignos supraglóticos T1 ou T2 e, principalmente, para os tumores T3 ou T4 que não acometam o ventrículo laríngeo, poupem uma aritenoide e que não tenham extensão superior a 1 cm em direção à base da língua. Tem sido substituída por abordagem endoscópica (Fig. 10-10).

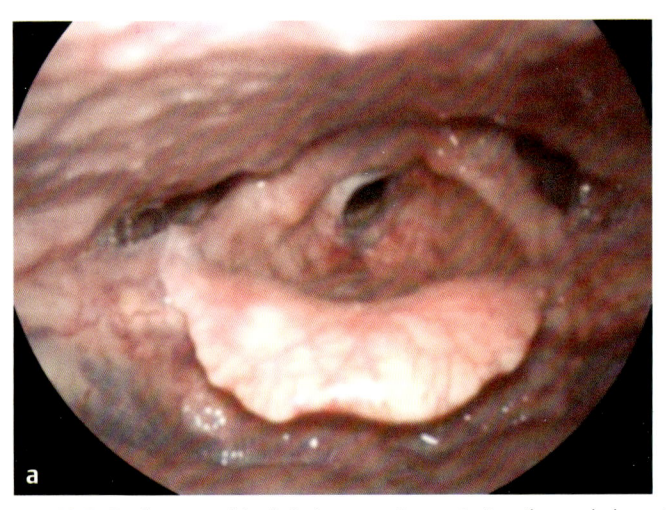

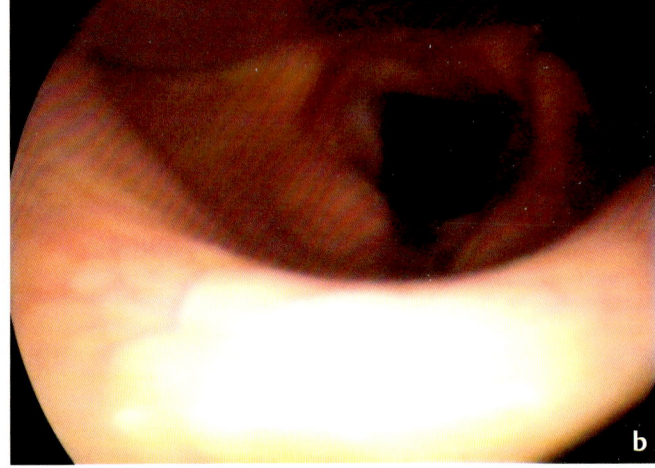

Fig. 10-9. O pós-operatório de laringectomias verticais exibem o lado mais acometido pelo tumor com perda de tecido, que pode ser compensada por alguma técnica de reconstrução com retalho de avanço; (**a**, **b**) o retalho bipediculado do músculo esterno-hioideo foi utilizado para a reconstrução, respectivamente, da prega vocal esquerda e direita.

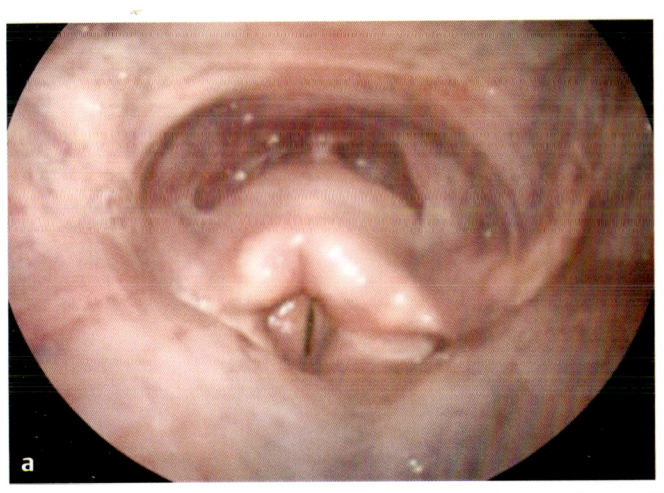

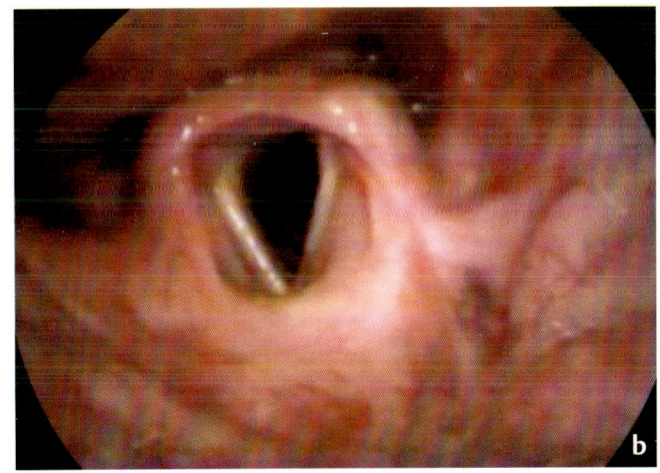

Fig. 10-10. (a, b) No pós-operatório da laringectomia horizontal supraglótica (seja feita por via aberta ou endoscópica), o achado mais evidente é a ausência cirúrgica da cartilagem epiglote. O andar glótico é preservado, salvo em operações ampliadas.

Laringectomia Parcial Supracricóidea

A laringectomia parcial supracricóidea consiste na ressecção de toda a cartilagem tireóidea com o espaço paraglótico e o espaço pré-epiglótico. Devem permanecer, no mínimo, uma cartilagem aritenóidea e a cartilagem cricóidea e o osso hioide – pontos de reparo na reconstrução da neolaringe. É utilizada para tratamento de tumores T1b, T2, T3 e selecionados casos T4. Indica-se para carcinomas glóticos que estejam comprometendo o espaço paraglótico, a comissura anterior e até a invasão limitada da cartilagem tireóidea. A LPSC está também indicada para selecionados tumores supraglóticos ou glotossupraglóticos com pouca invasão do espaço pré-epiglótico. Os termos crico-hioidopexia e crico-hioidoepiglotopexia descrevem o tipo de reconstrução onde a epiglote é ressecada ou preservada, respectivamente (Fig. 10-11).

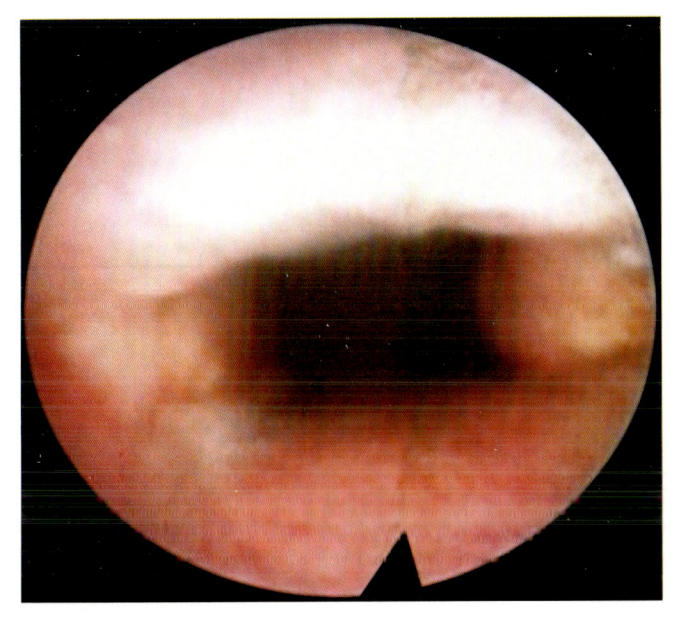

OUTRAS TOPOGRAFIAS

Tumores da orofaringe e hipofaringe podem ser verificados, estadiados e, havendo segurança de vias aéreas e tolerância pelo paciente, biopsiados durante o exame de laringoscopia. Os tumores dessas topografias apresentam, frequentemente, componente infiltrativo maior que o ulcerado superficial. Assim, é importante sua palpação digital e exames subsidiários de imagem. Quando são predominantemente subcutâneos, por vezes, a necessidade de biópsias mais profundas leva à indicação do procedimento sob narcose – até para possibilitar melhor estadiamento (Figs. 10-12 e 10-13).

TUMORES RAROS

Outros tumores epiteliais além do carcinoma de células escamosas podem ser encontrados, apesar de forma bem menos frequente, na laringe, como tumores de glândulas salivares menores. Da mesma forma, tumores mesenquimais podem ocorrer, como tumores cartilaginosos. Formas extranodais de linfomas de laringe são raras (Fig. 10-14).

Fig. 10-11. Na laringectomia horizontal supracricoidea, quando indicada para o tratamento de lesão glótica, as pregas vocais estão ausentes. A reconstrução, nestes casos, é feita por meio de crico-hioidoepiglotopexia. Se necessário, uma das aritenoides pode ser ressecada, porém, os resultados funcionais são superiores com a preservação de ambas, como no exemplo apresentado.

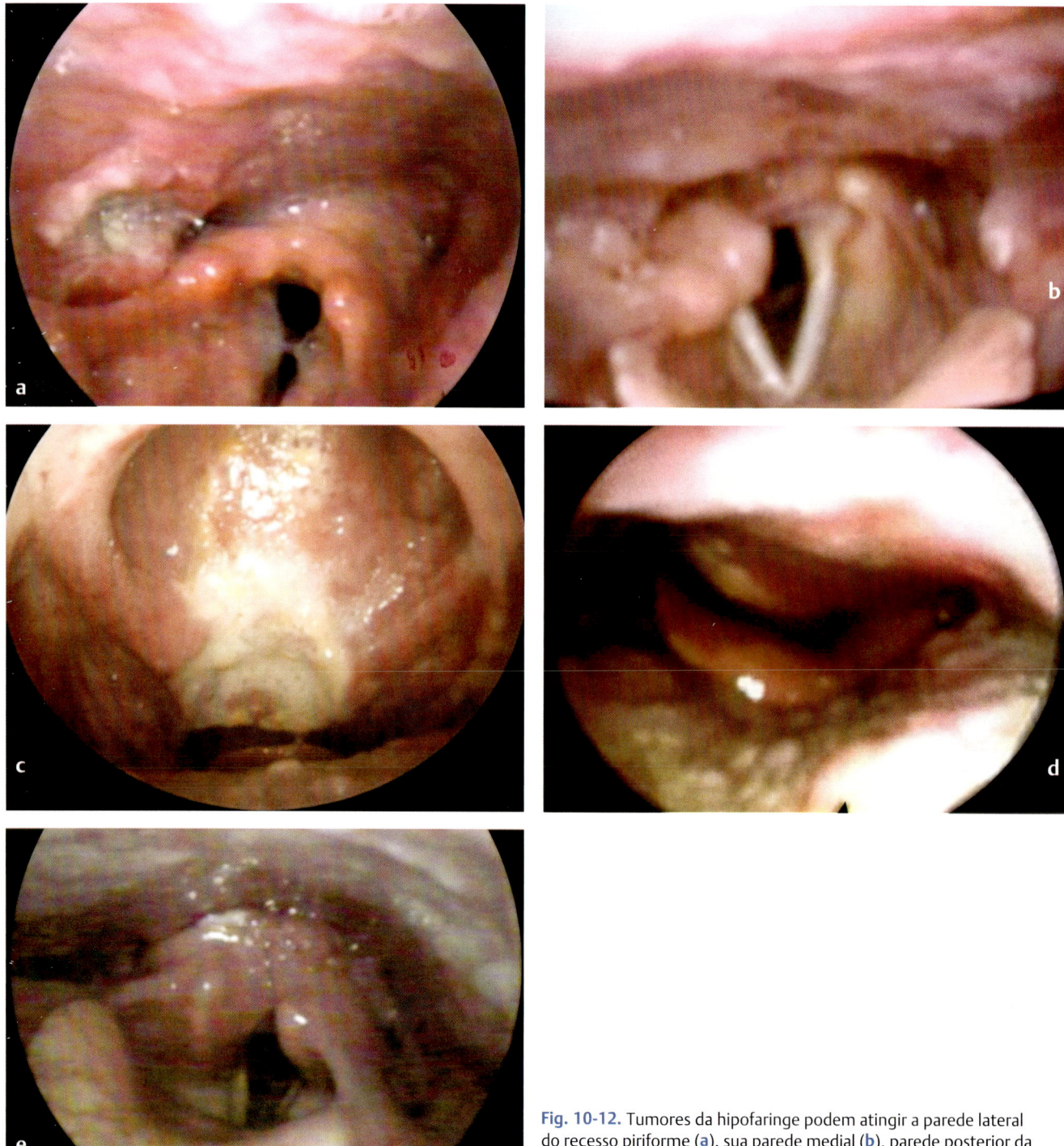

Fig. 10-12. Tumores da hipofaringe podem atingir a parede lateral do recesso piriforme (a), sua parede medial (b), parede posterior da hipofaringe (c, d) e a área retrocricóidea (e).

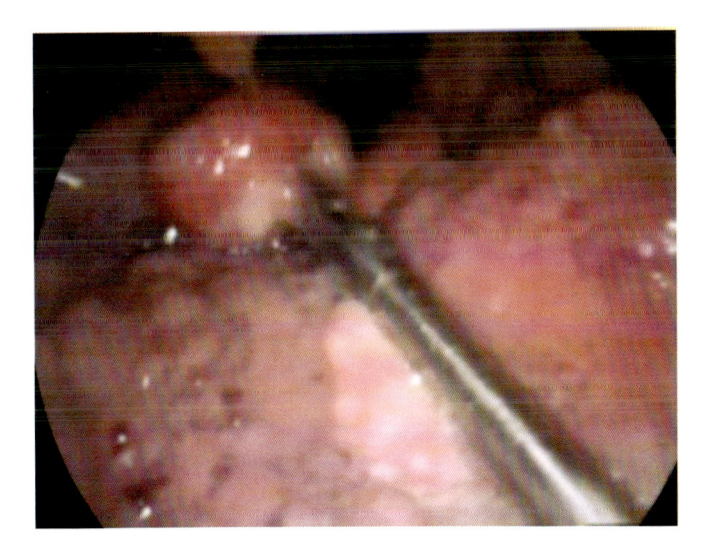

Fig. 10-13. Tumor de base de língua (orofaringe) à direita submetido à coleta de biópsias para confirmação histopatológica, sob visibilização pelo telelaringoscópio, com anestesia tópica.

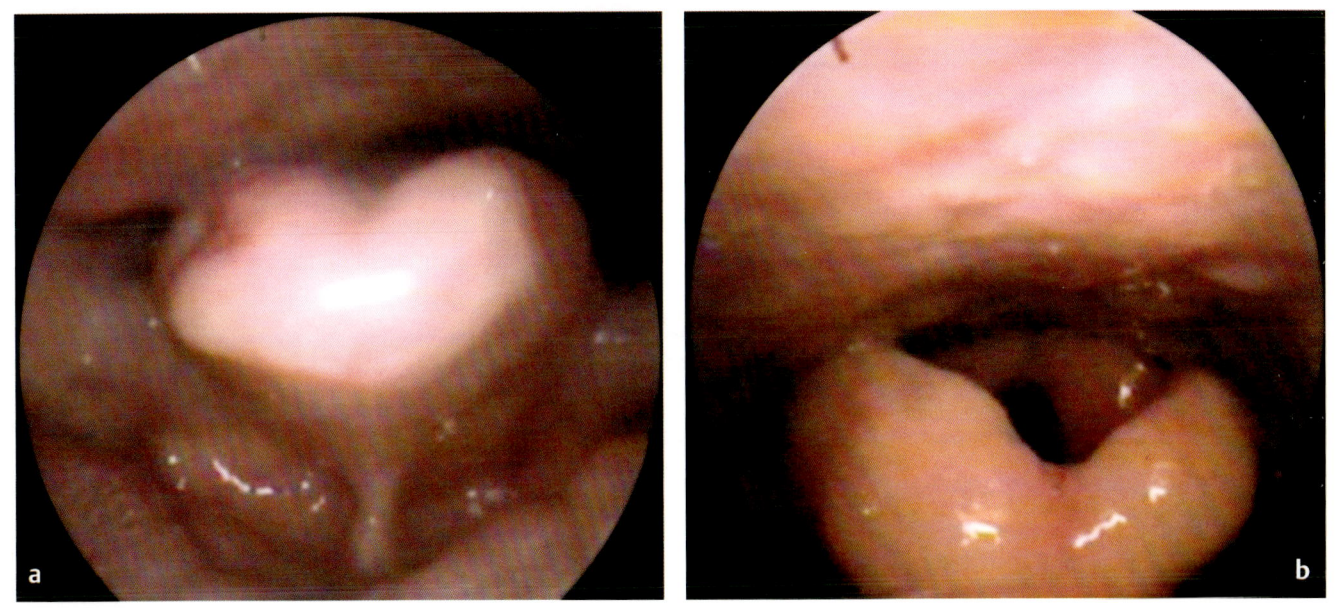

Fig. 10-14. Ambas as laringoscopias mostram casos de linfoma não-Hodgkin do andar supraglótico da laringe, caracterizados por lesão infiltrativa na epiglote.

DOENÇAS NEUROLÓGICAS E PARALISIAS

DOENÇAS NEUROLÓGICAS
Inúmeras condições neurológicas podem afetar, adversamente, a voz e a deglutição, apresentando manifestações laríngeas.

Doença de Parkinson
Na doença de Parkinson descrevem-se abdução e adução anormal, atrofia bilateral de pregas vocais e assimetria de fase; além disso, a velocidade da onda mucosa pode estar diminuída. Mais da metade dos pacientes com a forma idiopática apresenta tremor, principalmente o tremor vertical na laringe. Já nas síndromes Parkinson-*plus*, dois terços dos pacientes apresentam tremor com o sítio principal nas cartilagens aritenóideas.

Disfonia Espasmódica de Adução
Na disfonia espasmódica de adução, ocorre contração dos músculos adutores durante a fala, resultando em tremor laríngeo e contração intermitente e involuntária dos músculos tireoaritenóideos, com pregas vocais tensas e no aumento da resistência glótica.

Tremor Vocal
O tremor vocal caracteriza-se pelo movimento rítmico da laringe. Pode estar presente apenas durante a fonação ou aparecer no repouso. É mais facilmente reconhecido durante a emissão de vogal sustentada, porém, pode ser identificável durante a fala encadeada. Casos graves podem cursar com interrupções fonatórias similares às da disfonia espasmódica de adução.

Paralisia Bulbar Progressiva
Na paralisia bulbar progressiva, a fala é de difícil compreensão e hipernasal em decorrência de fraqueza da língua e do palato. À laringoscopia, pode haver atrofia da língua com fasciculações visíveis.

Esclerose Lateral Amiotrófica
Na esclerose lateral amiotrófica, observa-se adução completa, todavia, com abdução limitada. Adução paradoxal pode ser vista durante inspiração rápida porque os músculos abdutores enfraquecidos não resistem ao efeito Venturi, ou seja, ocorre movimentação passiva em razão de pressão negativa causada pelo fluxo de ar. Há sinais de fraqueza e espasticidade e as vozes podem apresentar tremor rápido (*flutter*). A língua apresenta fasciculações.

Esclerose Múltipla
Na esclerose múltipla, o fechamento glótico incompleto das pregas vocais, quando encontrado, associa-se a menor tempo máximo fonatório. A caracterização da disfonia depende diretamente do local e extensão do surto de desmielinização.

Doença de Alzheimer
Em estágios iniciais e intermediários da doença de Alzheimer, ocorre um tempo maior de deglutição para a duração do trânsito oral (bolacha), para a duração da resposta faríngea e na duração total (líquidos).

PARALISIA VOCAL UNILATERAL
A paralisia unilateral de prega vocal ocorre por lesão do nervo vago ou do laríngeo recorrente, em algum ponto do seu trajeto desde a base do crânio até a entrada na laringe. É mais comum à esquerda por conta do trajeto mais longo deste recorrente. As causas mais comuns são a traumática (principalmente a iatrogênica, durante a tireoidectomia ou paratireoidectomia) ou por infiltração por neoplasia cervical, mediastinal ou pulmonar.

Os sintomas dependem da altura da lesão. Lesões centrais ou proximais do nervo vago acometem, também, o nervo laríngeo superior, com inervação sensitiva (ramo interno) e motora do músculo cricotireóideo (tensor da prega vocal). Assim, cursam com alteração da mobilidade da prega vocal e da hemifaringe, com disfagia associada. O impacto da lesão unilateral do nervo laríngeo recorrente depende da posição da prega vocal em relação à linha média. Apresenta-se como voz soprosa e, comumente, diplofônica, com diminuição do tempo máximo fonatório. Sinais de aspiração podem ocorrer. Disfonia é relatada quando a prega vocal paralisada encontra-se em paramediana, podendo ser assintomático em caso de paralisia em adução – posição mediana. Tardiamente, a prega vocal contralateral pode compensar com adução, melhorando a qualidade vocal e diminuindo a aspiração.

A laringoscopia revela o não movimento do lado paralisado e a estroboscopia, o padrão vibratório passivo da sua borda livre, presente pelo fluxo de ar infraglótico. A vibração verificada, muitas vezes, na prega vocal paralisada, é passiva, causada pelo fluxo de ar (Figs. 11-1).

PARALISIA BILATERAL

A principal causa é a lesão bilateral do nervo laríngeo recorrente. A paralisia bilateral das pregas vocais normalmente não causa comprometimento da qualidade vocal, já que as pregas vocais encontram-se em adução. Entretanto, pode haver restrição respiratória causada por fenda glótica diminuída, com necessidade de traqueostomia imediata pela insuficiência respiratória aguda. Há pacientes que convivem com dispneia leve a moderada sem a necessidade de tratamento (Figs. 11-2).

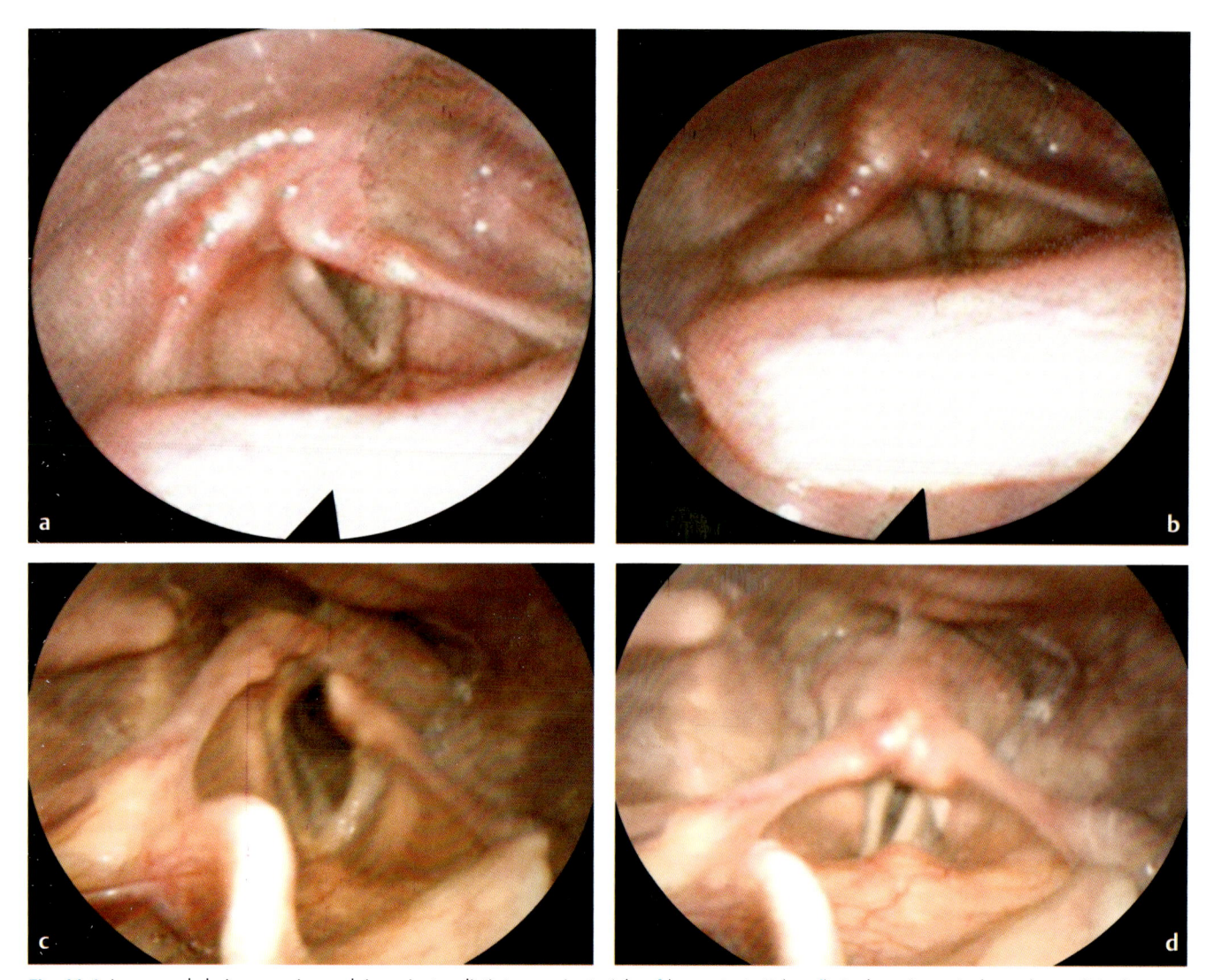

Fig. 11-1. Imagens de laringoscopia em dois pacientes distintos: paciente 1 (**a** e **b**) e paciente 2 (**c** e **d**). Ambos são portadores de paralisia da prega vocal esquerda, com mobilidade preservada na prega direita. (**a** e **c**) Endolaringe durante a respiração confortável, com abdução da prega vocal direita; (**b** e **d**) fonação de vogal sustentada, com adução da prega vocal direita. Observem que, para cada paciente, a posição da prega paralisada não apresenta mudança significativa. (**b**) À fonação, ocorre boa compensação pela prega vocal direita, portanto, sem fenda vocal (paralisia em posição mediana); ao passo que a paralisia é em posição paramediana, resultando em compensação insuficiente e fenda vocal ampla (**d**).

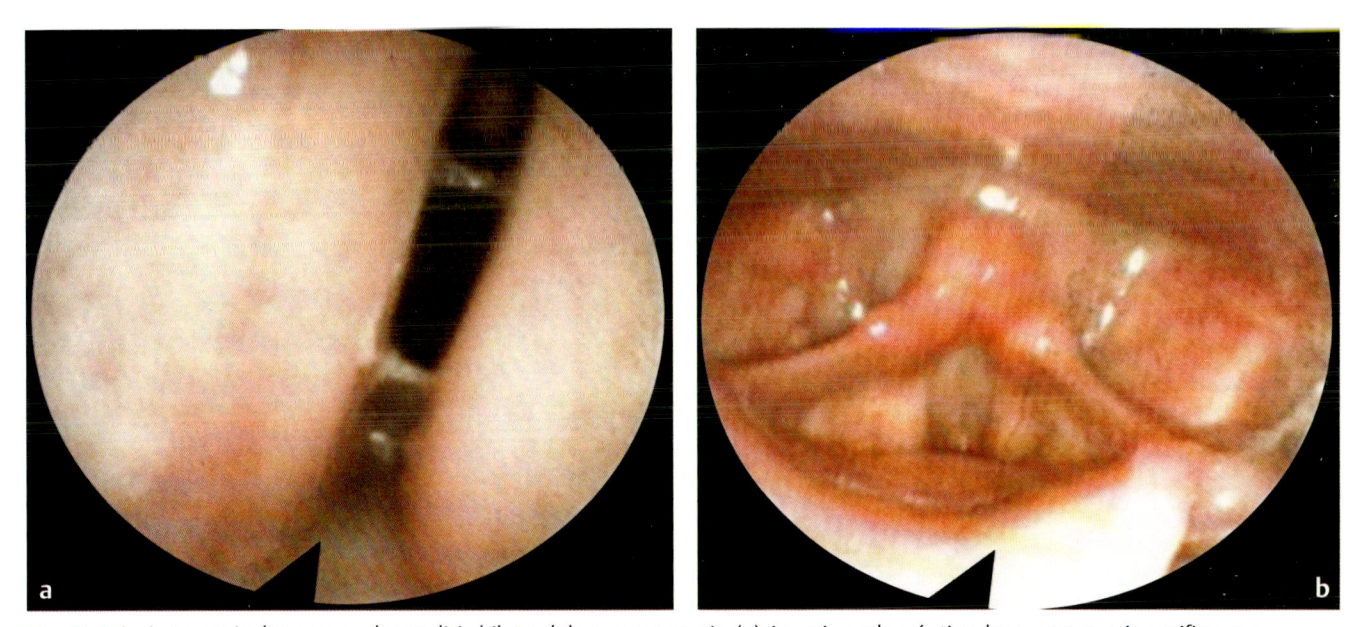

Fig. 11-2. Laringoscopia de um caso de paralisia bilateral das pregas vocais. (**a**) Aproximando a óptica das pregas vocais, verifica-se a aproximação entre elas, resultando em fenda glótica exígua, insuficiente para a respiração fisiológica. (**b**) Paralisia das pregas em posição mediana, não variando à respiração e à fonação, ou seja, mantendo constante posição de adução.

ESTENOSES

DEFINIÇÃO
As estenoses laríngeas e/ou traqueais são estreitamentos congênitos ou adquiridos da via aérea superior (supraglote, glote, infraglote e traqueia) que levam à dispneia.

EPIDEMIOLOGIA
A infraglote é o local mais comumente afetado. As causas adquiridas mais comuns são decorrentes do processo cicatricial após trauma de intubação orotraqueal prolongada em infraglote e/ou traqueia – sobretudo acima de 10 dias. Já as estenoses congênitas derivam da recanalização incompleta do lúmen laríngeo durante a embriogênese. Estenoses podem ser consequência do tratamento oncológico do câncer de laringe, após laringectomias parciais, radioterapia ou na combinação de ambos. Estenoses faringolaríngeas são lesões complexas produzidas, geralmente, pela ingestão de cáusticos.

TRATAMENTO
O tratamento depende da localização e grau da estenose e varia desde observação, passando por dilatação ou correção de sinéquias por via endoscópica, chegando até os casos de indicação de cirurgia aberta. Quanto mais alto o andar da estenose, mais complexa tende a ser sua resolução (Fig. 12-1).

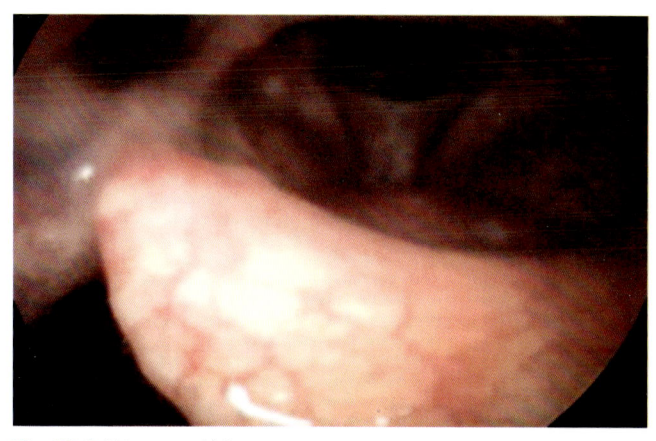

Fig. 12-1. Estenose glótica.

MISCELÂNEA – DOENÇAS RARAS

LARINGOMALACIA

Laringomalacia é a anomalia congênita laríngea mais comum, sendo mais encontrada entre os meninos. Ocorre por desenvolvimento anormal da estrutura cartilaginosa e imaturidade neuromuscular. Assintomática ao nascimento, costuma evoluir com respiração ruidosa e estridor laríngeo a partir das primeiras semanas de vida, com piora inicial por alguns meses, mas sendo resolvidas, geralmente, até 1,5 a 2 anos de idade. A fibroscopia mostra a epiglote em ômega, com alongamento lateral; redundância das aritenoides, com prolapso inspiratório anteromedial; encurtamento das pregas ariepiglóticas; e colapso destas pregas à inspiração.

LARINGOCELE

Laringocele é uma dilatação do sáculo laríngeo preenchido por secreção sero-mucosa. Apresenta-se como lesão supraglótica e desenvolve-se em qualquer parte do sáculo laríngeo. Há comunicação com o lúmen da laringe, usualmente, preenchida por ar. Eventualmente, a laringocele está temporariamente preenchida por coleção serosa, nesses casos, caracterizando cisto sacular.

À laringoscopia, ocorre abaulamento submucoso da prega vestibular, podendo estender-se para a prega ariepiglótica. Em alguns casos, aparece como uma lesão discretamente abaulada na região anterior do ventrículo. Nos casos de laringocele, durante a fibroscopia flexível, a manobra de Valsalva pode mostrar aumento do abaulamento por preenchimento de ar (Fig. 13-1).

AMILOIDOSE LARÍNGEA

Amiloidose laríngea é a deposição solitária e irreversível, no colágeno endolaríngeo, de glicoproteínas fibrilares que podem ser detectadas no tecido por reações imuno-histoquímicas ou por uma típica birrefração ao microscópio de polarização. Há cerca de 200 casos relatados. Das formas localizadas, a laríngea é uma das mais frequentes, respondendo um terço dos casos nas vias aerodigestivas superiores. A faixa etária mais acometida é dos 40 aos 60 anos de idade e há um discreto predomínio do masculino. Além de classificar-se em localizada e generalizada, a amiloidose pode classificar-se em: primária; secundária; associada ao mieloma múltiplo; e hereditária e/ou familiar.

À laringoscopia, a forma laríngea isolada assume o aspecto de um pseudotumor circunscrito; ou de uma infiltração submucosa mais ou menos disseminada, acometendo, principalmente, o vestíbulo laríngeo. Feito o diagnóstico da forma laríngea, deve-se descartar tratar-se da forma disseminada, cujo prognóstico é reservado. O diagnóstico é feito pela análise histopatológica do espécime de biópsia, com coloração pelo vermelho congo, evidenciando a proteína amiloide à microscopia de luz polarizante. Não há relato de malignização.

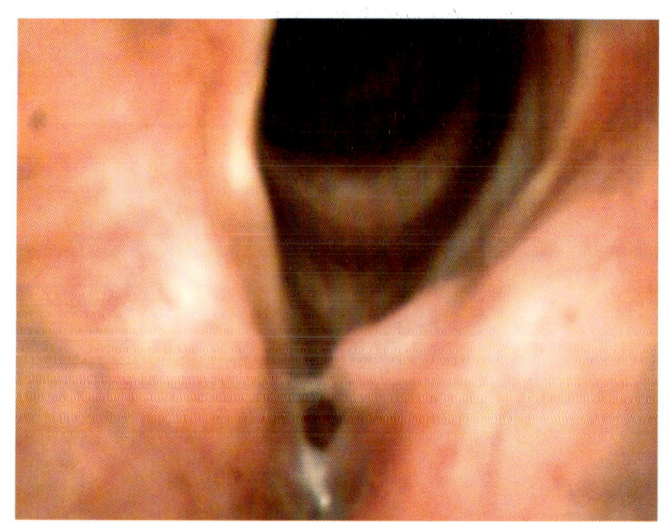

Fig. 13-1. A laringoscopia mostra abaulamento no terço anterior da prega vestibular e ventrículo laríngeo à esquerda.

Parte III Microlaringoscopia

A laringoscopia de suspensão é um procedimento utilizado rotineiramente com finalidades diagnóstica e terapêutica. Foi introduzida por Killian em 1909 e modificada por Lynch, em 1914, que possibilitou um refinamento da cirurgia e do instrumental endolaríngeos, juntamente com as contribuições de Kleisasser e de Jako. Em 1960, Lewi passou a utilizar visão binocular. Kleinsasser desenvolveu um sistema de magnificação da imagem endolaríngea, para observação e documentação fotográfica e passou a descrever alterações precoces indicativas de malignidade.

TÉCNICAS E INSTRUMENTAL DE CIRURGIA ENDOLARÍNGEA

TÉCNICAS

A microlaringoscopia diagnóstica e a microcirurgia de laringe, por laringoscopia de suspensão, são procedimentos geralmente eletivos, no entanto, na abordagem de doenças malignas (ou na sua suspeita), convém serem realizados precocemente, com a maior agilidade possível.

É importante a obtenção do termo de ciência e consentimento, por parte do paciente, com esclarecimento tanto dos riscos cirúrgicos quanto anestésicos. As expectativas do paciente devem ser discutidas dentro de uma orientação realista quanto à radicalidade do procedimento proposto, possibilidade de lesão residual ou recidiva, qualidade da voz e da deglutição no pós-operatório e eventual indicação de tratamento complementar, como a fonoterapia. Profissionais da voz necessitam de um aconselhamento detalhado.

Para os casos que vão necessitar de fonoterapia pós-operatória, convém que a primeira avaliação pelo fonoaudiólogo seja feita, ainda, no período pré-operatório, em que valiosas orientações podem ser dadas.

CONDUTA PRÉ-PROCEDIMENTO

Na laringoscopia realizada em ambiente de consultório, já se pode verificar potencial propensão à intubação orotraqueal difícil, seja pela anatomia desfavorável do paciente, seja por eventuais agravos, como dificuldade para hiperextensão da cabeça, retrognatia e outros. Nessa situação, deve-se ponderar o acesso à via aérea utilizando material para intubação difícil ou, ainda, ponderar, conforme a indicação, quanto a ser apropriada a realização de traqueostomia. Deve-se lembrar que, normalmente, um paciente de intubação difícil pode ser um paciente de exposição laríngea dificílima à laringoscopia de suspensão.

DESCRIÇÃO DA TÉCNICA

O procedimento deve ser feito sob anestesia geral, com intubação orotraqueal com tubo fino e sob condições de completo relaxamento, para que a aparelhagem possa ser locada no paciente. Ao fim do procedimento, quando a curarização está terminando, o cirurgião consegue observar os primeiros esboços de movimentação das pregas vocais ainda sob laringoscopia de suspensão. O tempo suposto para a operação deve ser informado ao anestesista. *Broncojet* é uma opção à intubação.

O paciente fica em decúbito dorsal horizontal, sem o uso de coxim sob os ombros nem rodilha sob a cabeça. O cirurgião fica confortavelmente sentado logo acima da cabeceira. A altura da mesa é ajustada de modo a manter o conforto do cirurgião (Fig. 14-1).

Placa de proteção dentária é colocada tão logo se alcance o plano anestésico. Estando o paciente bem relaxado, a cabeça é hiperestendida e passa-se o laringoscópio de suspensão, devidamente conectado à fonte de luz, começando-se pelo de maior tamanho, como regra geral. O laringoscópio é introduzido entre o tubo orotraqueal (que serve de guia) e a mandíbula, delicadamente e com cuidado para não comprimir e lesionar lábios e língua (Figs. 14-2 a 14-7).

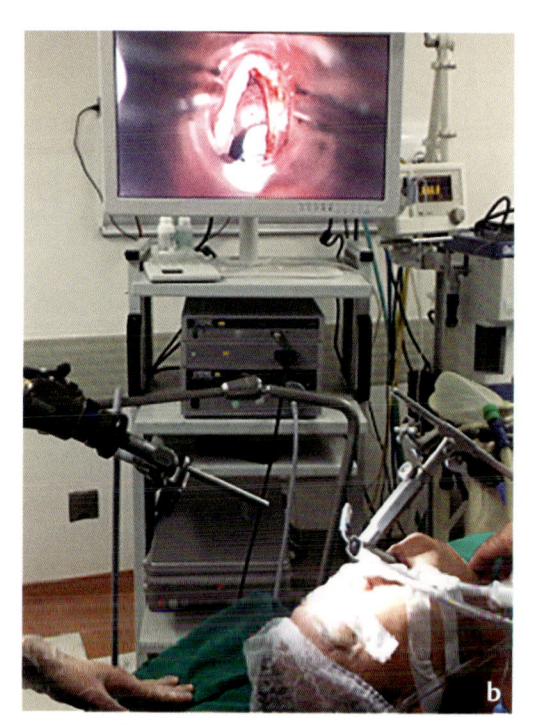

Fig. 14-1. (a, b) O cirurgião fica confortavelmente instalado à cabeceira do paciente tendo visão direta ao sistema de vídeo ou, então, ao microscópio.

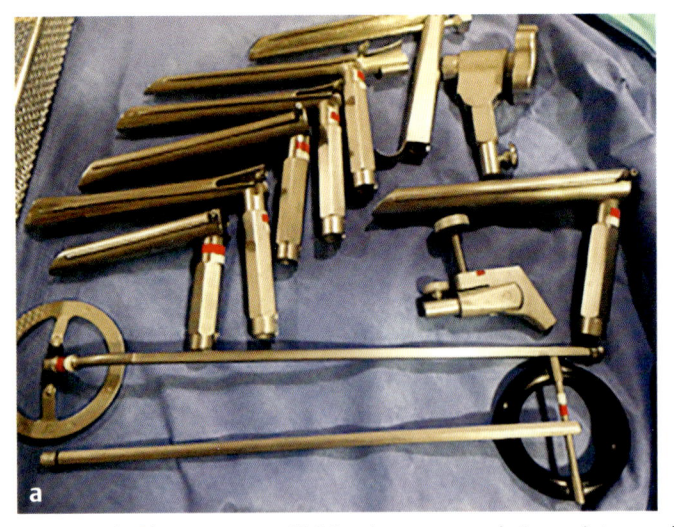

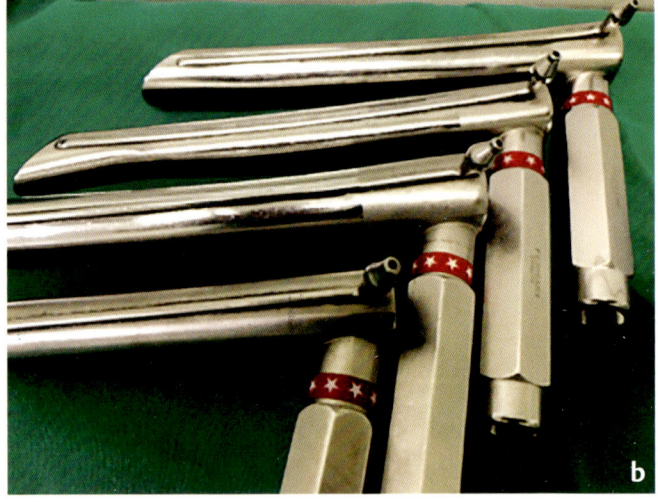

Fig. 14-2. (a, b) O instrumental básico deve conter os laringoscópios em diversos tamanhos, incluindo aquele com convexidade na extremidade para melhor exposição de comissura anterior, nos casos de apresentação mais difícil da endolaringe.

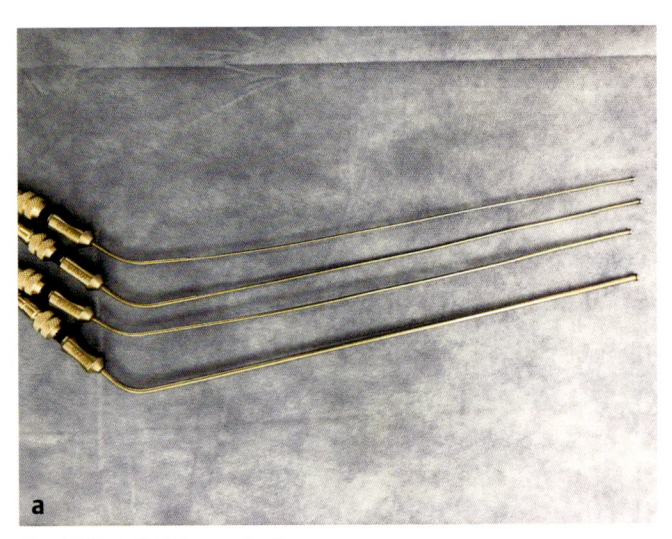

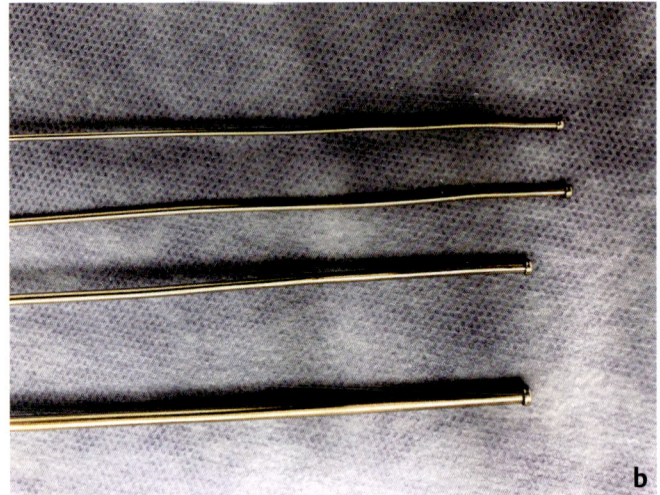

Fig. 14-3. (a, b) Microaspiradores.

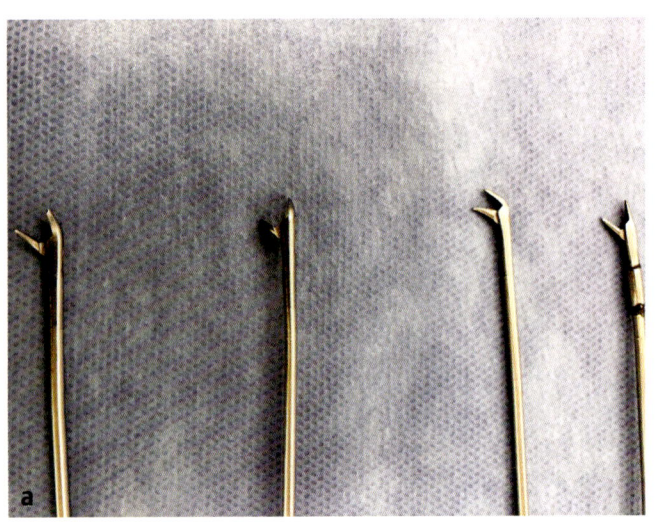

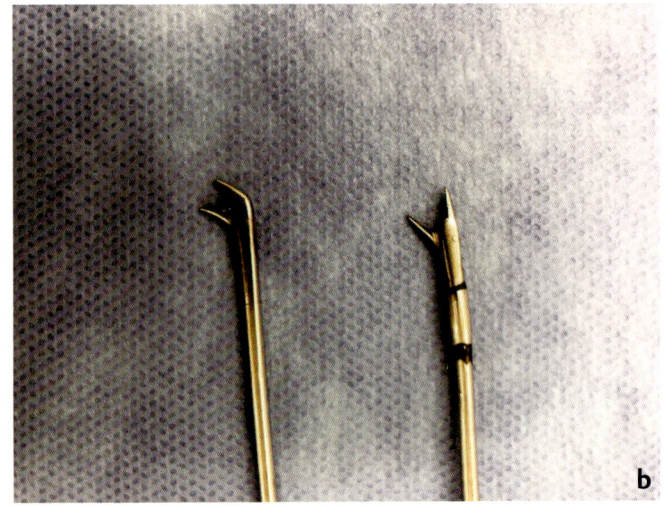

Fig. 14-4. (a, b) Micropinças para apreensão.

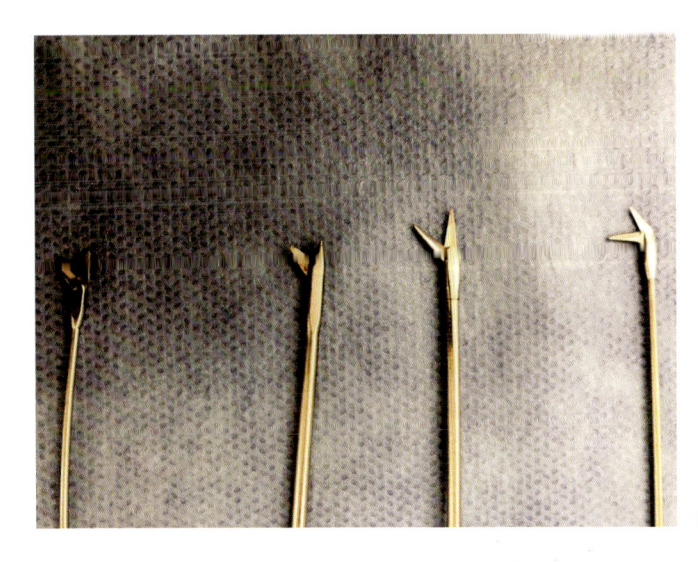

CAPÍTULO 14 ▪ TÉCNICAS E INSTRUMENTAL DE CIRURGIA ENDOLARÍNGEA

Fig. 14-5. Microtesouras.

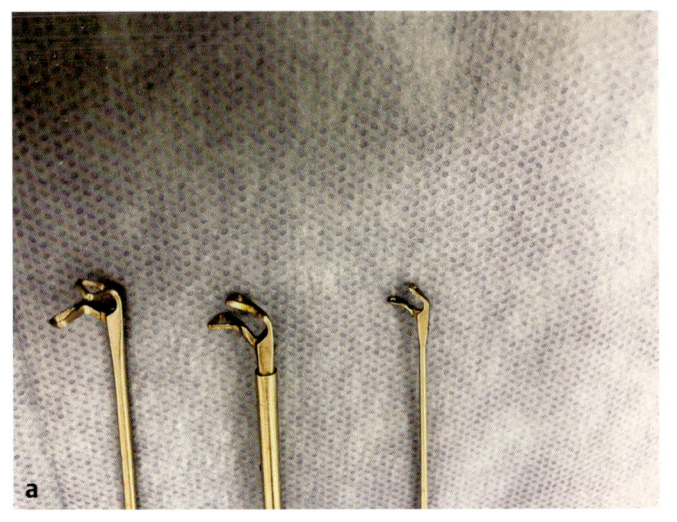

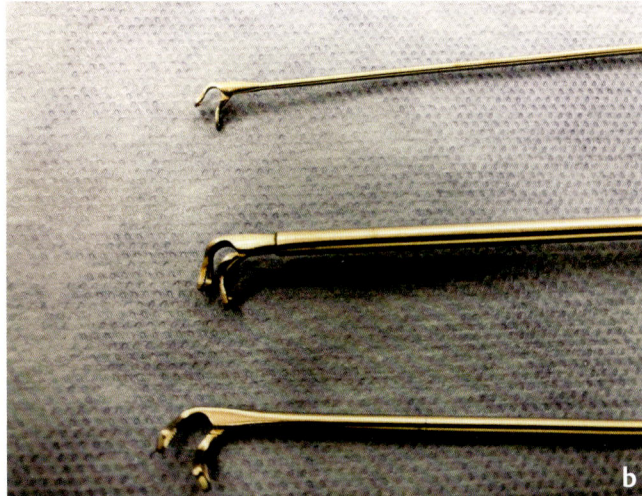

Fig. 14-6. (a, b) Micropinças de apreensão triangulares são particularmente delicadas para a manipulação das estruturas. Não devem ser utilizadas para outras finalidades mais grosseiras, para evitar sua danificação precoce pelo uso.

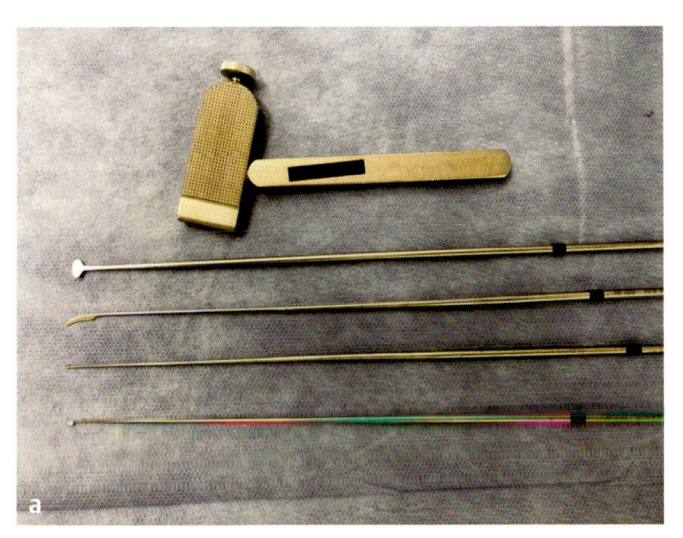

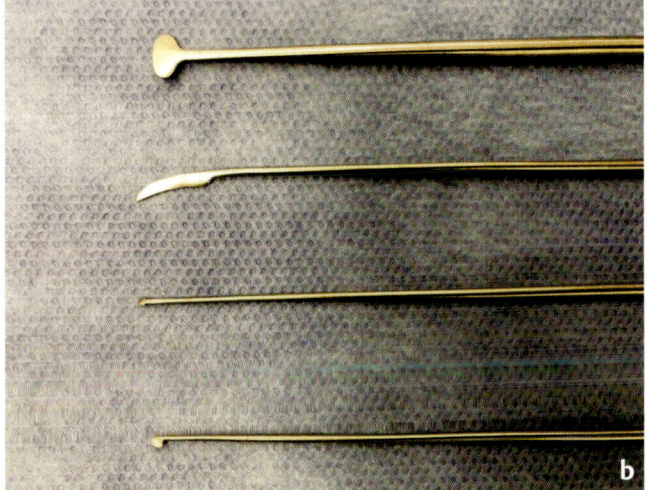

Fig. 14-7. (a, b) Suporte e instrumental para microincisões delicadas e para afastamento das estruturas, evitando manipulações agressivas na mucosa da prega vocal.

Saliva e secreções são aspiradas conforme a necessidade. A epiglote é visibilizada e o laringoscópio segue passando entre ela e o tubo orotraqueal até chegar acima do nível glótico (Fig. 14-8). Dependendo da anatomia do paciente, pregas vocais ou, ao menos, as aritenoides são vistas. É realizada a fixação sobre o tórax do paciente ou sobre um suporte fixo à mesa cirúrgica e realiza-se movimento de báscula para melhor exposição da glote. Se a operação visa a comissura posterior, então, alternativamente, o laringoscópio deverá empurrar o tubo para cima, ou seja, em direção ventral, considerando a laringe do paciente como reparo. Se necessário, o auxiliar pode comprimir externamente a laringe que, assim deslocada posteriormente, será mais bem vista. Uma vez alcançada a exposição desejada, o cabo de luz é removido e o microscópio é devidamente locado, com lente objetiva de 400 mm, ajustando-se luz, *zoom* e foco (Fig. 14-9). A laringe e, particularmente, as pregas vocais devem ser manipuladas com delicadeza (Fig. 14-10). A ressecção da lesão deve limitar-se ao necessário, para diminuir sequelas funcionais (Fig. 14-11). Ambas as mãos devem ser empregadas. Avulsões intempestivas de estruturas ou maceração por manipulação grosseira são proscritas.

Complicações de maior gravidade podem ser definidas como aquelas que prolongam a internação do paciente e são menos comuns. Pacientes considerados como de alto risco de obstrução de vias aéreas devem ser preventivamente submetidos à traqueostomia.

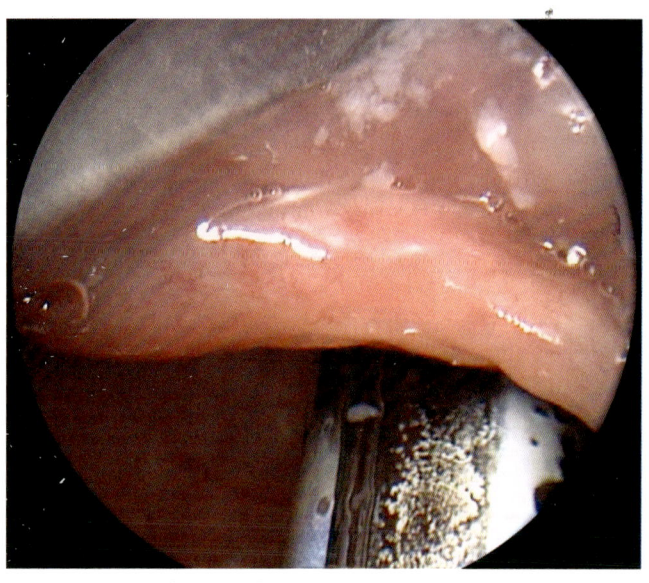

Fig. 14-8. Para visibilizar a glote anterior, o laringoscópio é progredido anteriormente ao tubo nasotraqueal (ou orotraqueal). A epiglote é exposta.

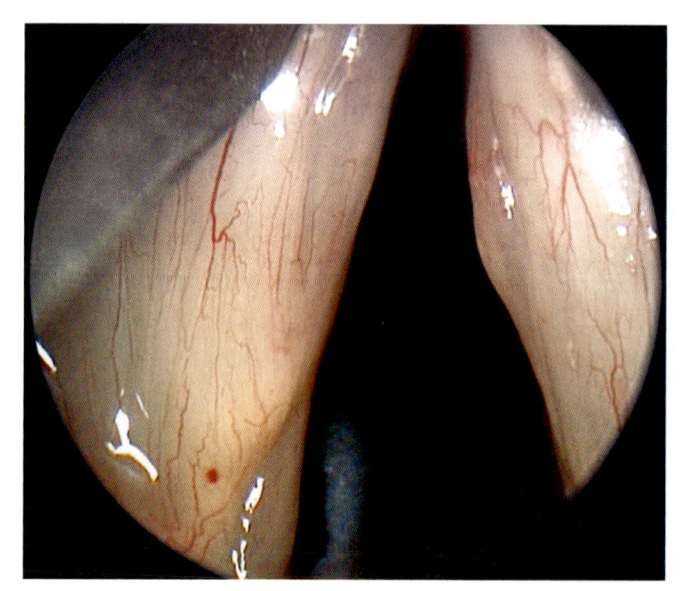

Fig. 14-9. Avançando para o andar glótico e com o movimento de báscula durante a fixação do laringoscópio, as pregas vocais são visibilizadas.

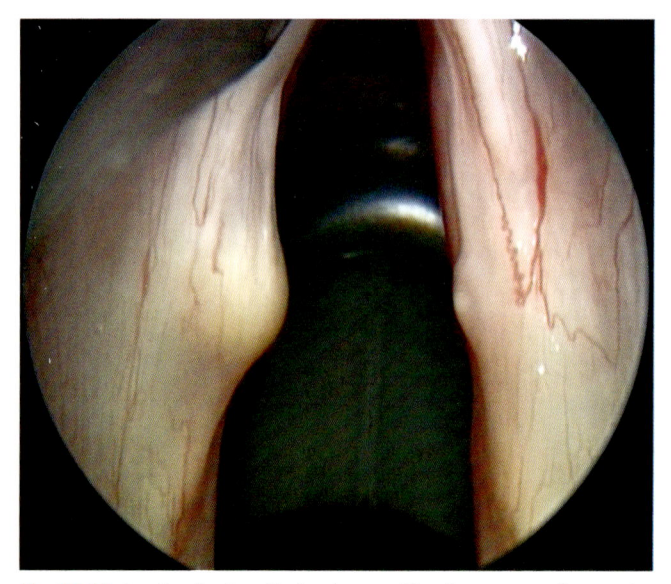

Fig. 14-10. A aplicação de métodos de magnificação, como a microscopia, permite a observação em detalhes das pregas vocais e eventuais lesões.

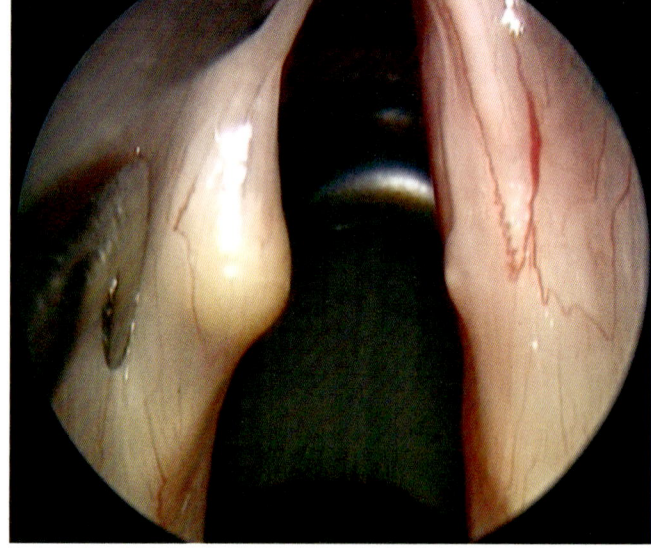

Fig. 14-11. As estruturas devem ser delimitadas mediante cuidadosa e delicada palpação no intraoperatório.

BIBLIOGRAFIA

Behlau M, Gonçalves I, Pontes P. Alterações estruturais mínimas: considerações básicas. *Acta AWHO.* 1994;13(1):1-6.

Belafsky PC, Rees CJ. Laryngopharyngeal reflux: the value of otolaryngology examination. *Curr Gastroenterol Rep.* 2008;10(3):278-82.

Bierley J, Gospodarowicz M, Wittekind C. *TNM classification of malignant tumours,* 8th ed. [Internet]. 2016 [citado 5 de fevereiro de 2019]. Disponível em: https://www.wiley.com/en-us/TNM+Classification+of+Malignant+Tumours%2C+8th+Edition-p-9781119263562.

Dedivitis RA, Barros APB. Métodos de avaliação e diagnóstico de laringe e voz. São Paulo: Lovise; 2002.

Dedivitis RA, Tsuji DH. *Manual prático de laringologia.* Rio de Janeiro: DiLivros; 2011. p. 331-78.

Devaney KO, Rinaldo A, Zeitels SM *et al.* Laryngeal dysplasia and other epithelial changes on endoscopic biopsy: what does it all mean to the individual patient? *ORL J Otorhinolaryngol Relat Spec.* 2004;66(1):1-4.

Eavey RD. The pediatric larynx. *In:* Fried MP. *The larynx. A multidisciplinary approach,* 2nd ed. St. Louis: Mosby; 1996. p. 25-31.

Gadelha MEC. Características morfológicas das leucoplasias das pregas vocais à videolaringoscopia: correlação com o diagnóstico histopatológico [Dissertação]. São Paulo: Universidade Federal de São Paulo; 1994.

Gale N, Kambic V, Michaels L *et al.* The Ljubljana classification: a practical strategy for the diagnosis of laryngeal precancerous lesions. *Adv Anat Pathol.* 2000;7(4):240-51.

Gale N, Michaels L, Luar B *et al.* Current review on squamous intraepithelial lesions of the larynx. *Histopathology.* 2009;54(6):639-56.

Kleinsasser O. *Tumors of the larynx and hypopharynx.* Stuttgart: Georg Thieme; 1988.

García M. Observations on the human voice. *Proc R Soc Lond.* 1855;VII:397-410.

Goss CM, Gray H. *Anatomia,* 29. ed. Rio de Janeiro: Guanabara Koogan; 1977. p. 916-25.

Hirano M, Kurita S, Kiyokawa K, Sato K. Posterior glottis. Morphological study in excised human larynges. *Ann Otol Rhinol Laryngol.* 1986;95:576-81.

Jako GJ. Laryngoscope for microscopic observation, surgery and photography. *Arch Otol.* 1970;91:196-9.

Kashima H, Mounts P, Leventhal B, Hruban RH. Sites of predilection in recurrent respiratory papillomatosis. *Ann Otol Rhinol Laryngol.* 1993;102(8 Pt 1):580-3.

Kleinsasser O. Larynx-microscope for early diagnosis and differential diagnosis of carcinoma of the larynx, pharynx and oral cavity. *Z Laryng Rhinol Otol.* 1961;40:276-9.

Kleinsasser O. *Microlaryngoscopy and endolaryngeal microsurgery.* Philadelphia: WB Saunders; 1968.

Koufman JA. The otolaryngologic manifestations of gastroesophageal refluxdisease (GERD): a clinical investigation of 225 patients using ambulatory 24-hour pH-monitoring and an experimental investigation of the role of acid and pepsin in the development of laryngeal injury. *Laryngoscope.* 1991;101(4, Part 2, Suppl. 53).

Kuhl IA. *Laringologia prática ilustrada,* 2. ed. Rio de Janeiro: Revinter; 1996.

Lewy RB. Depth perception in laryngoscopy. *Arch Otolaryngol.* 1960;72:383-4.

Lynch RC. New technic for the removal of intrinsic growths of the larynx. *Laryngoscope* 1914;24:645-57.

Meiteles LZ, Lin PT, Wenk EJ. An anatomic study of the external laryngeal framework with surgical implications. *Otolaryngol Head Neck Surg.* 1992;106:235-40.

Moraes-Filho JPP, Cinzon D, Eisig J *et al.* Prevalence of heartburn in the Brazilian population. *Arq Gastroenterol.* 2005;42(2):122-7.

Rosen CA, Murry T. Diagnostic laryngeal endoscopy. *Otolaryngol Clin North Am.* 2000;33(4):751-8.

Rubin JS, Sataloff RT, Korovin GS. *Diagnosis and treatment of voice disorders.* 2nd ed. Clifton Park: Thomson Learning; 2003.

Sato J. *Sequelas laríngeas do tratamento cirúrgico da papilomatose recorrente de vias respiratórias em crianças.* [Dissertação] São Paulo: UNIFESP; 2009.

Yanagisawa E, Casuccio JR, Suzuki M. Video laryngoscopy using a rigid telescope and video home system color camera. A useful office procedure. *Ann Otol Rhinol Laryngol.* 1981;90(4 Pt 1):346-50.

ÍNDICE REMISSIVO

Entradas acompanhadas por um *f* itálico indicam figuras.

A
Ádito
  laríngeo, 3*f*
    limites do, 3*f*
Alteração(ões)
  vasculares, 30
Alzheimer
  doença de, 49
Angiodisgenesia, 31*f*
Área
  retrocricóidea, 5*f*
Artrite
  reumatoide, 14

B
Base
  da língua, 3*f*, 47*f*
    tumor da, 47*f*

C
Câncer, 39-47
  classificação TNM, 39
  diagnóstico clínico, 39
  epidemiologia, 39
  glote, 40
  infraglote, 40
  outras topografias, 45
  supraglote, 39
  tratamento, 44
    cordectomia, 44
    laringectomia, 44
      frontolateral, 44
      horizontal supraglótica, 44
      parcial supracricóidea, 45
  tumores raros, 45
Candidíase
  laríngea, 13*f*
  na laringe, 13
Cartilagem(ns)
  aritenóideas, 3*f*, 4*f*
    ápices das, 3*f*
  da laringe, 3
    aritenóidea, 4
    cricóidea, 4
    epiglote, 3
    tireóidea, 3
  epiglótica, 3*f*

Cirurgia
  endolaríngea, 59-62
    conduta pré-procedimento, 59
    instrumental de, 59-62
      básico, 60*f*
      microaspiradores, 60*f*
      micropinças, 60*f*, 61*f*
      microtesouras, 61*f*
      para microincisões, 61*f*
    técnicas de, 59-62
      descrição, 59
Cisto(s), 22*f*
  de retenção, 19, 24*f*
    da região supraglótica, 24*f*
    na valécula, 24*f*
  epidérmico, 29
    de prega vocal, 29*f*
Comissura
  posterior, 5*f*, 17*f*
    edema de, 18*f*
    paquidermia em, 17*f*
Cordectomia, 44
Córion, 6

D
Diafragma
  laríngeo, 30*f*
Disfonia
  espasmódica, 49
  de adução, 49
Doença(s)
  do refluxo laringofaríngeo, 17-18
    definição, 17
    diagnóstico clínico, 17
    tratamento, 18
  granulomatosas, 13-15
    leishmaniose, 15
    paracoccidioidomicose, 15
    tuberculose laríngea, 14
  neurológicas, 49-51
    de Alzheimer, 49
    de Parkinson, 49
    disfonia espasmódica, 49
      de adução, 49
    e paralisias, 49-51
      bulbar progressiva, 49

  esclerose, 49
    lateral amiotrófica, 49
    múltipla, 49
  tremor vocal, 49
DRGE (Doença do Refluxo Gastresofágico), 17

E
Edema
  de comissura posterior, 18*f*
  de Reinke, 18*f*, 19, 25*f*
    refluxo laringofaríngeo com, 18*f*
Esclerose
  lateral amiotrófica, 49
  múltipla, 49
Espaço
  interaritenóideo, 5*f*
Estenose(s)
  definição, 53
  epidemiologia, 53
  glótica, 53*f*
  tratamento, 53
Estrutura(s)
  da laringe, 3
    cartilagens, 3
      aritenóidea, 4
      cricóidea, 4
      epiglote, 3
      tireóidea, 3

F
Fibrose, 26
Fonotrauma
  transudatos hemorrágicos após, 33*f*
    difusos, 33*f*
      em pregas vocais, 33*f*

G
Granuloma(s), 26, 27*f*

H
Hipofaringe, 5*f*
  tumor da, 46*f*

I
Instrumental
  de cirurgia endolaríngea, 59-62
    básico, 60*f*

microaspiradores, 60*f*
micropinças, 60*f*, 61*f*
microtesouras, 61*f*
para microincisões, 61*f*

L

Laringe
  estruturas da, 3
    cartilagens, 3
      aritenóidea, 4
      cricóidea, 4
      epiglote, 3
      tireóidea, 3
    mucosa da, 5
  normal, 1-7
    laringoscopia normal, 3-7
  patológica, 9-55
    câncer, 39-47
    doenças, 13-15, 17-18, 49-51
      do refluxo laringofaríngeo, 17-18
      granulomatosas, 13-15
      neurológicas, 49-51
    estenoses, 53
    laringite(s), 11-15
      aguda, 11
      crônicas, 13-15
    lesões, 19-27, 29-31
      estruturais mínimas, 29-31
      inflamatórias laríngeas, 19-27
    leucoplasia, 37-38
    miscelânea, 55
      doenças raras, 55
    papiloma, 35-36
    paralisias, 49-51
    trauma laríngeo, 33-34
  pediátrica, 6
Laringectomia(s)
  frontolateral, 44
  horizontal, 44, 45*f*
    supracricóidea, 45*f*
    supraglótica, 44
      pós-operatório de, 45*f*
  parcial supracricóidea, 45
  pós-operatório de, 44*f*
    verticais, 44*f*
Laringite(s)
  aguda, 11
  crônicas, 13-15
    artrite reumatoide, 14
    candidíase, 13
    sicca, 13
Laringoestroboscopia, 22*f*
Laringoscopia
  angiodisgenesia na, 31*f*
  com lesões verrucosas, 35*f*
    múltiplas, 35*f*
      de papiloma laríngeo, 35*f*
  de candidíase, 13*f*
    laríngea, 13*f*
  de cisto, 22*f*, 29*f*
    de retenção, 22*f*
    epidérmico, 29*f*
  de diferentes distorções, 34*f*
    da anatomia laríngea, 34*f*
  de laringite, 13*f*
    sicca, 13*f*

de monocordite, 14*f*
de nódulos vocais, 20*f*
de paralisia, 50*f*
  de prega vocal, 50*f*
    bilateral, 51*f*
de pólipo vocal, 21*f*
de pseudocisto, 23*f*
  de prega vocal, 23*f*
diafragma laríngeo na, 30*f*
e artrite reumatoide, 14*f*
em lesões brancas, 37*f*
no refluxo laringofaríngeo, 17*f*
normal, 3-7
  córion, 6
  laringe, 3, 5, 6
    estruturas da, 3
    mucosa da, 5
    pediátrica, 6
  pregas, 4
    vestibulares, 4
    vocais, 4
  ventrículo laríngeo, 4
  vestíbulo laríngeo, 4
sulco vocal na, 30*f*
transudatos hemorrágicos na, 33*f*
  difusos, 33*f*
    após fonotrauma, 33*f*
Leishmaniose, 15
  laríngea, 15*f*
Lesão(ões)
  estruturais mínimas, 29-31
    alterações vasculares, 30
    cisto epidérmico, 29
    microdiafragma laríngeo, 30
    ponte mucosa, 30
    sulco, 29
      vergeture, 29
      vocal, 29
  laríngeas, 19-27
    inflamatórias, 19-27
      cistos de retenção, 19
      edema de Reinke, 19
      fibrose, 26
      granulomas, 26
      nódulos, 19
      pólipos, 19
    verrucosas, 35*f*
      múltiplas, 35*f*
        de papiloma laríngeo, 35*f*
Leucoplasia, 37-38
  definição, 37
  epidemiologia, 37
Linfoma
  não-Hodgkin, 47*f*
Língua
  base da, 3*f*, 47*f*
    tumor da, 47*f*

M

Microaspirador(es), 60*f*
Microdiafragma
  laríngeo, 30
Microincisão(ões)
  instrumental para, 61*f*
  suporte para, 61*f*

Microlaringoscopia, 57-62
  cirurgia endolaríngea, 59-62
    instrumental de, 59-62
    técnicas de, 59-62
Micropinça(s), 60*f*, 61*f*
Microtesoura(s), 61*f*
Miscelânea
  doenças raras, 55
    amiloidose laríngea, 55
    laringocele, 55
    laringomalacia, 55
Monocordite
  laringoscopia de, 14*f*
Mucosa
  da laringe, 5

N

Nódulo(s), 19
  bilaterais, 22*f*
  vocais, 20*f*

P

Papiloma, 35-36
  definição, 35
  epidemiologia, 35
  laríngeo, 36*f*
  tratamento, 35
Paquidermia
  em comissura posterior, 17*f*
Paracoccidioidomicose, 15
Paralisia(s), 49-51
  bilateral, 50
  bulbar, 49
    progressiva, 49
  da prega vocal, 50*f*
  vocal, 49
    unilateral, 49
Parkinson
  doença de, 49
Pólipo(s), 19
  vocal, 21*f*
Ponte
  mucosa, 30
PP (Parede Posterior)
  da laringe, 5*f*
Prega(s)
  ariepiglóticas, 3*f*, 4*f*
  glossoepiglóticas, 3*f*
    laterais, 3*f*
    mediana, 3*f*
  vestibulares, 4
  vocais, 4, 5*f*, 6*f*, 23*f*, 29*f*, 33*f*
    cisto epidérmico de, 29*f*
    em abdução, 6*f*
    em adução, 6*f*
    padrão vibratório das, 7*f*
    pseudocisto de, 23*f*
    transudatos hemorrágicos em, 33*f*
      difusos, 33*f*
Pseudocisto
  de prega vocal, 23*f*

R

Recesso(s)
  piriformes, 5*f*
Refluxo
  laringofaríngeo, 17-18

doença do, 17-18
 definição, 17
 diagnóstico clínico, 17
 tratamento, 18
 laringoscopia de, 17f
Região
 supraglótica, 24f
 cistos de retenção da, 24f
Reinke
 edema de, 19, 25f
Retenção
 cistos de, 19, 24f
 da região supraglótica, 24f
 na valécula, 24f

S
Seio(s)
 piriformes, 5f
Sulco
 vergeture, 29
 vocal, 29
 bilateral, 30f

T
Técnica(s)
 de cirurgia endolaríngea, 59-62
 descrição da, 59
Telelaringoscopia, 3f
 pregas vocais, 5f
Transudato(s)
 hemorrágicos difusos, 33f
 em pregas vocais, 33f
 após fonotrauma, 33f
Trauma
 cervical fechado, 34f
 distorções após, 34f
 da anatomia laríngea, 34f
 laríngeo, 33-34
 classificação, 33
 epidemiologia, 33
 tratamento, 34
Tremor
 vocal, 49
Tuberculose
 laríngea, 14

Tumor(es)
 da base da língua, 47f
 da hipofaringe, 46f
 da supraglote, 39f
 T2, 40f
 T3, 41f
 de prega vocal, 42f
 T1, 42f
 T3, 44f
 glóticos, 43f
 T2, 43f
 raros, 44f, 45
 de infraglote, 44f

V
Valécula, 3f
 cistos de retenção na, 24f
Ventrículo
 laríngeo, 4
Vestíbulo
 laríngeo, 4
Videolaringoestroboscopia, 7f